Inhalt

Spiralschneider Kochbuch

150 Spiralschneider Rezepte für gesunde Gemüsenudeln und Zoodles. Das Spiralkochbuch für eine bewußte Ernährung mit viel Obst und Gemüse für die ganze Familie.

Lucy Pick

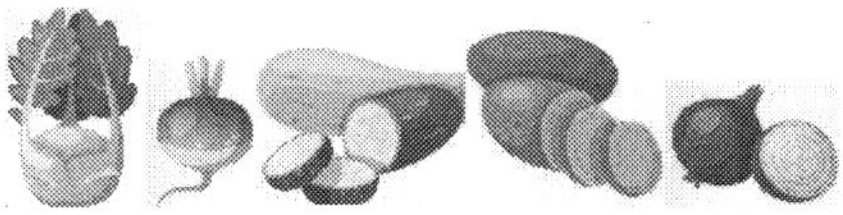

Schluss mit langweiligem Gemüse!

Die Food Trends bieten deutlich bessere Angebote. Warum soll denn das Gemüse auch immer in der gleichen Form auf den Teller kommen?

Küchengeräte, die für Abwechslung in Zuschnitt und Verarbeitung sorgen, sind schon lange in der Küche zu finden. Reiben, Hobel und Mühlen sorgen für die zubereitungsgerechte Verarbeitung der Gewürze und Zutaten. Es ist in der kalten Küche schon immer der Brauch, aus Obst und Gemüse Formen und Figuren zu schneiden.
Große Buffets ohne solche Dekorationen sind kaum vorstellbar. Rosenblüten aus langen Gemüsebändern zu formen, Julienne schneiden oder Gurkenfächer zu legen, sind Standards. Die Weiterentwicklung der Gerätschaften für die Küche vom Apfelschäler bis zum Spiralschneider war schnell auf dem Markt. Und das nicht nur zu Garnierungszwecken.

Abwechslung im Speiseplan mit diversen Ernährungsmethoden wie Low-Carb, Paleo oder vegetarisch sind modern und zeitgemäß. Mangelnde Bewegung und viel Stress gehören zum Alltag und da muss die Ernährung entsprechend angepasst werden.
Fit und schlank sein gehört zum guten Ton und das erreicht niemand mit Pasta und Käsesoße. Wohl aber mit Gemüsenudeln, den Zoodles aus Zucchini beispielsweise. Gesund und lecker zubereitet, haben diese Beilagen ohne Weizenmehl und Zucker den echten Mehrwert für deine Ernährung.

Ein Spiralschneider für die Herstellung der Gemüsepasta oder dem leckeren Rohkostsalat aus spiralförmig geschnittenen Möhren, Gurken und Zucchini, ist daher unverzichtbar. Alleine bei der Vorstellung daran läuft einem das Wasser im Mund zusammen.
Alle festen Sorten von Gemüse und Obst eignen sich für die Zubereitung mit der kleinen Wunderwaffe. Das können Süßkartoffeln, Sellerie, Rote Bete, Pastinaken oder auch Kartoffeln sein. Von Hand bedient oder elektrisch betrieben, zaubert so ein Schneider schnell die langen bunten Gemüsefäden aus den bunten Gemüse- oder Obstsorten.
Es sind sogar mehrere Formen je nach Schneideinsatz möglich.

Breite und flache Streifen, sehr feine Julienne oder lange dünnen Fäden können hergestellt werden.

Kohlenhydrate reduzieren, Völlegefühl vermeiden und einen gesunden Körper erhalten, sind nur ein paar Vorteile für die Nutzung des Spiralschneiders.

Bedenken Sie, dass mit ca. 35 kcal/100 g Gemüsepasta im Vergleich zu 100 g Spaghetti mit 350 kcal, eine echte Alternative auf dem Teller liegt. Ein gutes Gewissen, zusätzlich etwas für die Gesundheit und den eigenen Körper getan zu haben, inklusive.
Wer eine Glutenunverträglichkeit hat, ist gut beraten, seinen Speiseplan mit Zoodles als Alternative zu den geliebten Nudeln aufzupeppen. Das Auge isst mit, das kennen wir seit Kindertagen. Wenn uns das Essen mit bunten Extras aufgewertet wurde, haben wir gleich viel lieber zugeschlagen. Und besser geschmeckt hat es noch dazu. Mit einem Spiralschneider entstehen Einlagen für deftige Gemüsesuppen, Curly Fries (gedrehte Fritten) aus Süßkartoffeln oder der Salat aus der roten Bete, der viel einfacher zu essen ist, als die gewohnten Kugeln oder dicken Scheiben.

Und was ist mit dem Obst?
Natürlich gilt auch hier, dass die festen Sorten wie Äpfel oder Birnen bevorzugt geeignet sind. Und da ist noch lange nicht das Ende der Vielseitigkeit erreicht.
Beachten Sie, dass nur rohes Obst oder Gemüse für einen Spiralschneider verwendet werden sollte.

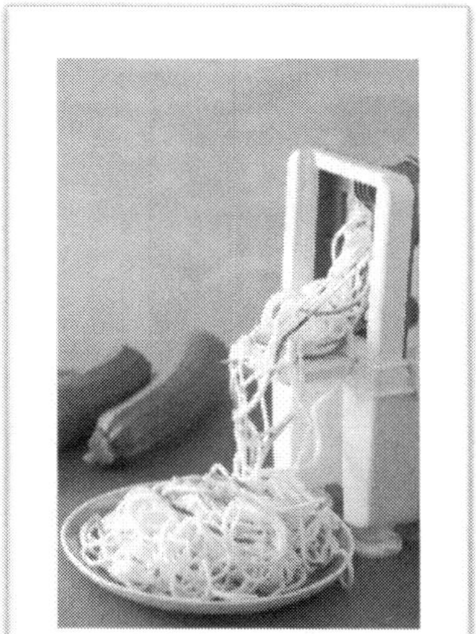

Wer Kinder hat, weiß genau, dass es nicht einfach ist, sie zum Essen der gesunden Nahrungsmittel zu überzeugen.

Die Vorteile des Spiralschneiders sind vielfältig. Welche sind das im Einzelnen?

- In schmale Streifen- oder Bandform gebracht sind sie in innerhalb kurzer Zeit zubereitet

- Vitamine und Mineralstoffe werden nicht zerkocht

- Kinder sind begeistert von der Art wie das Essen aussieht

- Gesunde Ernährung wird unterstützt

- Viele Nudelgerichte lassen sich mit der Low-Carb Variante umsetzen

- Ihr Einsatz in der veganen Küche, kalten Küche und im Low Carb Ernährungsplan hilft beim Abnehmen und Gewicht halten

Das alles sind gute Gründe für den Gebrauch eines Spiralschneiders.

Die Vielzahl der Angebote dieser Geräte, in einfacher oder elektrisch betriebener Form, ist enorm. Die Preisspanne liegt von 10 Euro bei einem einfachen, handlichen Produkt, bis zu 120 Euro für die elektronischen High-Tech-Modelle. Viele Tests zu den Geräten geben Auskunft über die Verwendbarkeit und ihren Einsatz.
Die Ausstattung mit einfachen oder japanischen Edelstahlklingen, macht den Komfort und die Qualität aus. Es ist wesentlich weniger Druck einzusetzen, wenn die superscharfen Klingen genutzt werden.
Verschiedene Auf- bzw. Einsätze, bis zu 5 Stück, sind möglich. Damit können auch geriffelte, breite und ganz dünne Bänder geschnitten werden. Es bleiben keine Wünsche offen. Für jeden Geschmack finden sich immer die passende Form.

Ergonomisch geformt, liegt ein manuell betriebenes Gerät gut in der Hand. Das ist für die Sicherheit und restarme Verwendung ein wesentlicher Faktor. Größere Geräte, auch mit elektrischem Antrieb, sind klassisch eleganter in der Ausstattung. Beispielsweise in schwarz und Edelstahl passend zum Interieur der modernen Küche erhältlich. Für die Freunde von farbenfroher und freundlicher Ausstattung sind ebenso günstige wie hochwertige Geräte auf dem Markt.

Die Auswahl kann schwerfallen, wenn man bedenkt, wie viele Faktoren zur Bewertung eines Spiralschneiders wichtig sind. Da kommen außer dem Antrieb zunächst die Kosten in die Waagschale. Die praktische Handhabung und die erstellten Formen der Spiralen und auch die Verwertung des Schneidgutes sind Aspekte, die bei der Kaufentscheidung eine Rolle spielen.

Ein Gewinn ist ein Spiralschneider auf jeden Fall immer. Denn die eigene Gesundheit, die Gesundheit der Kinder und die Versorgung mit ausreichend Vitaminen und Mineralstoffen, sollte immer oberste Priorität haben.

Wir haben diesen besonderen Rezept-Ratgeber für all diejenigen zusammengestellt, die etwas Neues ausprobieren möchten. Mit diesem Buch haben Sie nicht nur die Möglichkeit gesund und Low-Carb zu kochen, sondern auch sehr abwechslungsreich. Wir haben viele, einfache, bunte und leckere Rezepte für Sie zusammengestellt. Sie gelingen im Handumdrehen, benötigen nicht viel Zeit, schmecken lecker und halten zusätzlich den Körper schlank und gesund.

Wir haben besonders darauf geachtet, eine große Auswahl an verschiedenen Rezepten zur Verfügung zu stellen. Wenn Sie Pasta mögen, werden Sie unsere Rezepte lieben.

Viel Spaß beim Nachkochen!

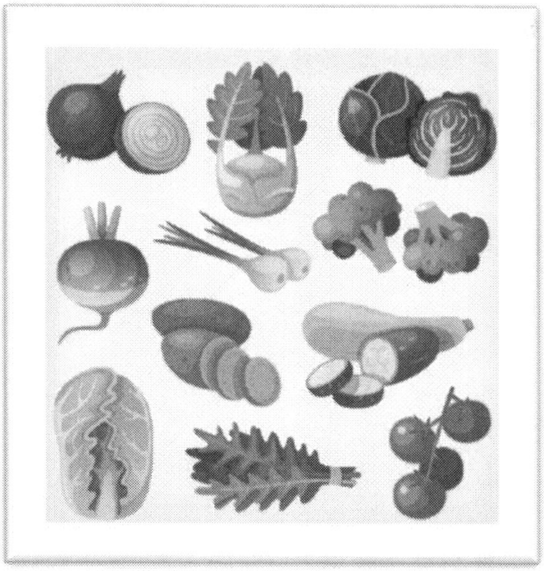

REZEPTE

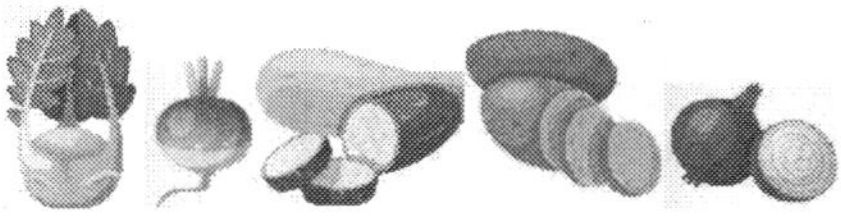

Kohlrabi - Spaghetti an Kartoffelnestern

Zutaten für 3 Portionen:
Für die Kartoffelnester:
600 g große Kartoffel
1 Msp. Muskatnuss frisch gerieben
2 Eier
150 ml Sojaöl
1 Bund Petersilie, fein gehackt
Salz und Pfeffer
1 Zwiebel, klein gehackt

Für die Spaghetti:
1 EL Speisesalz
300 g Kohlrabi, zu Spaghetti gedreht
Semmelbrösel
100 g gesalzene Butter

Zubereitung:
Die Kartoffeln schälen und mit dem Spiralschneider zu Spiralen drehen . Die Kartoffelspiralen in einem großen Topf mit Salzwasser zum Kochen bringen und ca. 10 Minuten köcheln lassen. Die Kartoffeln entnehmen (Salzwasser nicht wegschütten). In einem Wok das Sojaöl erhitzen.

Die Eier schaumig rühren. Die Muskatnuss, Zwiebeln, Salz und Pfeffer einrühren, die Eimasse mit den Kartoffeln vermischen und im Wok garen. Dabei mit einer Gabel die Kartoffeln zu Nestern aufwickeln und nach 2 Minuten wenden.
In einem kleinen Topf die Butter zum Schmelzen bringen und die Semmelbrösel anbraten. Die Kohlrabispaghetti in dem Salzwasser für etwa 3 Minuten dünsten und abgießen.

Die Spaghetti mit den Kartoffelnester anrichten und mit Semmelbrösel bestreuen.

Notizen:

Note:

☆☆☆☆☆

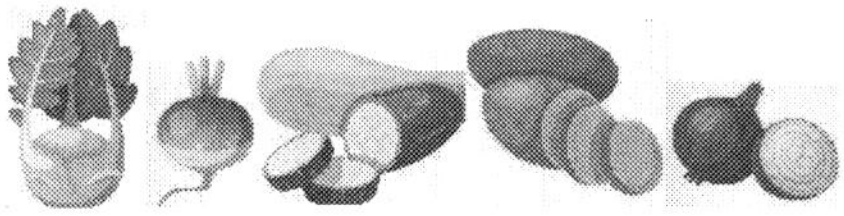

Zucchini - Variationen mit Balsamico

Zutaten für 2 Portionen:
1 Zucchini, zu Spaghetti gedreht
Paprikapulver, Salz
Balsamico-Creme, 150 ml Rapsöl

Zubereitung:
In einem großen Topf das Öl erhitzen und die Zucchini Spaghetti darin frittieren. Wenn sie eine schöne bräunliche Farbe angenommen haben, auf einem Küchenpapier abtropfen lassen. Mit Salz und Paprikapulver würzen. Auf einem Teller anrichten und mit der Balsamico Creme verzieren.

Notizen:

Note:

☆☆☆☆☆

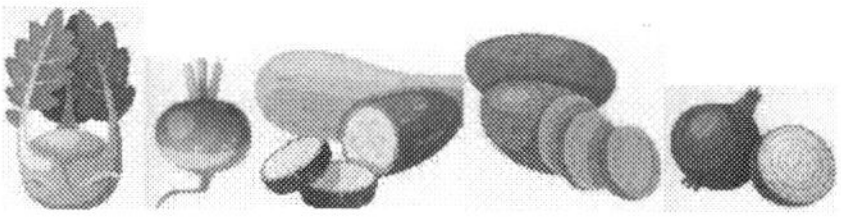

Gurkensalat

Zutaten für 4 Personen:
3 Gurken, geschält und mit dem Spiralschneider zu Spaghetti gedreht
n. B. Knoblauch, gepresst
2-3 EL Weinessig
3 EL Kürbiskernöl
200 g Crème fraîche
Kräutersalz

Zubereitung:
Das Crème fraîche mit den restlichen Zutaten zu einem Dressing verrühren und mit den Gurken Spaghetti vermischen. Den Salat für 15 Minuten ruhen lassen und dann servieren.

Notizen:

Note:

☆☆☆☆☆

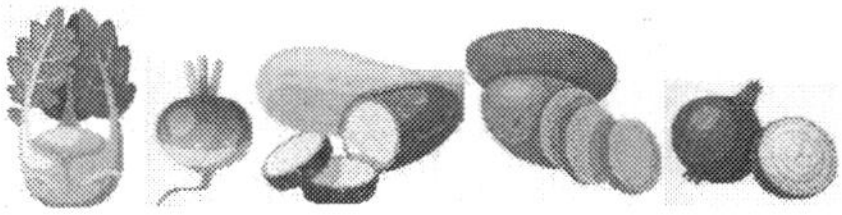

Rote-Beete-Spaghetti mit Avocado und Ziegenkäse

Zutaten für 2 Personen:
Für den Salat:
100 g Mix-Salat
2 Avocados, halbiert und in dünne Scheiben geschnitten
120 g krümeliger Ziegenkäse
½ rote Zwiebel, in feine Scheiben geschnitten
2 rote Beete, mit dem Spiralschneider zu dünnen Spaghetti gedreht
½ Salatgurke, mit dem Spiralschneider zu breiten Bändern geschnitten

Für das Dressing:
1 Zitrone, gepresst
2 Eigelb
3 EL Olivenöl
2 Knoblauchzehen, feingehackt

Zubereitung:
Die Salatblätter auf Teller verteilen, mit dem Gurkenspiralen bedecken und den Rote Bete Spaghetti anrichten. Die Avocados darauf verteilen und mit dem Ziegenkäse und den Zwiebeln garnieren.
Für das Dressing alle Zutaten in einem Mixer zu einer glatten Textur verarbeiten, nochmal mit Salz und Pfeffer abschmecken und über den Salat träufeln.

Notizen:

____
____
____
____
____
____

Note:

☆☆☆☆☆

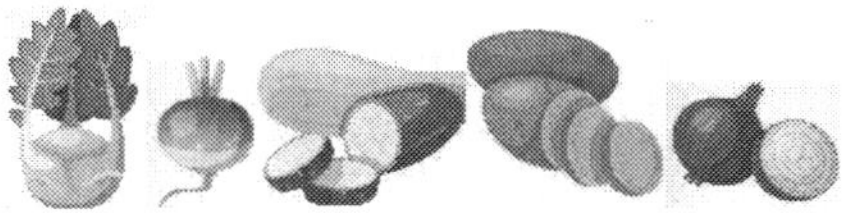

Leichter Salat mit Himbeer-Vinaigrette

Zutaten für 4 Personen:
1 Kohlrabi, mit dem Spiralschneider zu dünnen Spaghetti gedreht
1 dicke Karotte, mit dem Spiralschneider zu dünnen Spaghetti gedreht
1 Salatgurke, mit dem Spiralschneider zu dünnen Spaghetti gedreht
4 feste Tomaten
½ Tasse Himbeer-Essig
½ Tasse Olivenöl
8 Radieschen
1 Schale Kresse
Salz, Pfeffer

Zubereitung:
Die Gemüsenudeln vermischen. Die Radieschen und die Tomaten in dickere Scheiben schneiden. Auf jeweils 4 Tellern die Tomatenscheiben anrichten, mit den Gemüsenudeln belegen und den Radieschen verzieren.

Das Öl mit dem Himbeeressig gut vermischen, mit Salz und Pfeffer abschmecken und den Salat damit beträufeln. Mit der Kresse garnieren und sofort Servieren.

Notizen:

Note:

☆☆☆☆☆

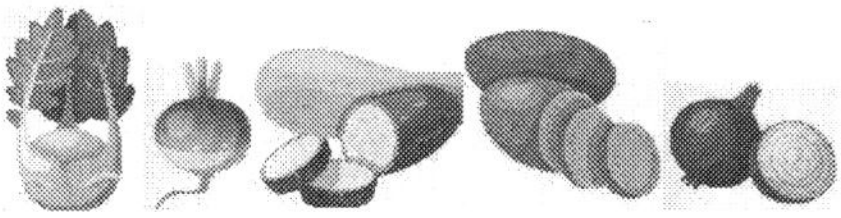

Kohlrabi-Apfelspiralen-Salat mit Ziegenkäse und Cranberries

Zutaten für 2 Personen:
1 mittelgroße Kohlrabi, mit dem Spiralschneider zu dünnen Spaghetti gedreht
1 grüner Apfel, mit dem Spiralschneider zu dünnen Spaghetti gedreht
2 EL Cranberries
1 Handvoll Rucola, zerpflückt
60 g Ziegenkäse
2 EL Walnüsse

Dressing:
2 EL Honig
1 EL Dijon Senf
2 EL Rotweinessig
3 EL Olivenöl
Salz, Pfeffer

Zubereitung:
Den Rucola auf Tellern anrichten, mit den Gemüsespaghetti belegen.
Für das Dressing alle Zutaten mit einem Mixer zu einer glatten Creme rühren und auf dem Salat verteilen. Mit dem Ziegenkäse, den Cranberries und den Walnüssen dekorieren. Guten Appetit!

Notizen:

Note:

☆☆☆☆☆

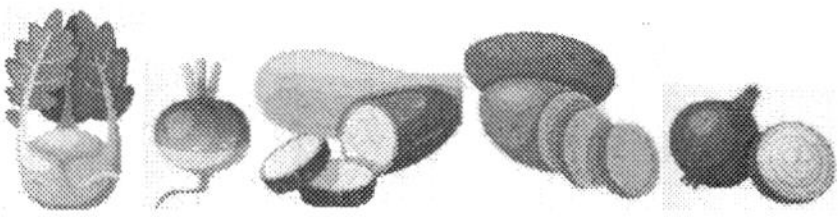

Rote-Beete-Salat mit Camembert

Zutaten für 2 Personen:
4 EL Balsamico, 100 g Ziegencamembert, in dünne Scheiben geschnitten
2 frische rote Bete, mit dem Spiralschneider zu dünnen Spaghetti gedreht
½ Bund Basilikum, gehackt, 4 EL Olivenöl
Salz, Pfeffer, 80 g Walnüsse, gehackt

Zubereitung:
Die rote Bete in Salzwasser für ca. 30 Minuten garen, abgießen und auf Tellern anrichten. Den Essig mit dem Salz, Pfeffer und Öl gut durchmischen und auf die rote Bete verteilen. Den Camembert drauflegen und mit den Walnüssen und Basilikum garnieren.

Notizen:

Note:

☆☆☆☆☆

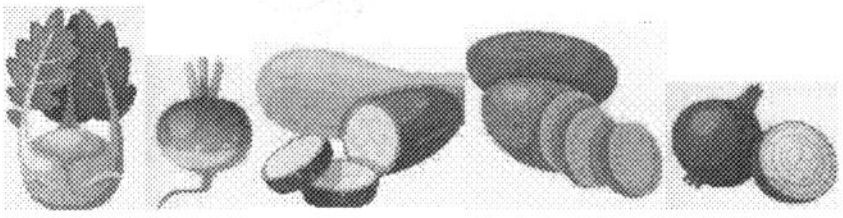

Karotten-Kaki-Spaghetti mit Tahinjoghurt

Zutaten für 2 Portionen:
2 Kaki+ 2 Karotten, mit dem Spiralschneider zu dünne Spaghetti gedreht
150 g Joghurt (3,5%), 1-2 TL Tahin
1 Prise Salz und Pfeffer, 2-3 TL Ahornsirup
nach Belieben Knoblauch oder Sesamkörner

Zubereitung:
Tahin, Joghurt und Ahornsirup gut vermengen und mit Salz und Pfeffer abschmecken.
Auf Tellern die Gemüsenudeln anrichten und mit der Sauce servieren. Wer möchte, kann den Salat noch mit Sesam oder Knoblauch garnieren.

Notizen:

___

___

___

___

Note:

☆☆☆☆☆

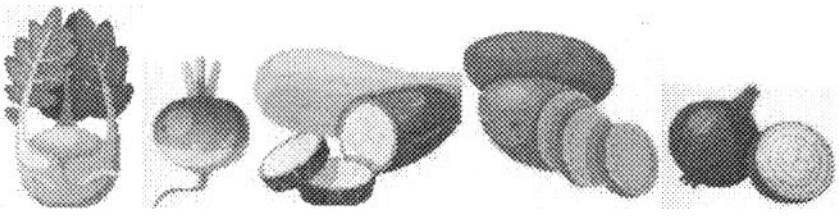

Gurken-Karotten-Salat mit Sesam-Dressing

Zutaten für 2 Personen:
75 ml Sojasauce
1 Salatgurke, mit dem Spiralschneider zu dünnen Spaghetti gedreht
2 Karotten, mit dem Spiralschneider zu dünnen Spaghetti gedreht
1 TL Honig
1 TL Sesamöl
½ TL Reiswein
½ Knoblauchzehe, gepresst
Ingwer oder Chili
ein wenig Koriander

Zubereitung:
Die Gemüsenudeln auf Tellern anrichten.
Die restlichen Zutaten (außer Koriander, Chili und Ingwer) zu einem Dressing verrühren und auf die Spaghetti träufeln.

Nach Belieben mit Chili oder Ingwer würzen. Den Salat für 15 Minuten ruhen lassen und mit frischem Koriander dekorieren.

Notizen:

Note:

☆☆☆☆☆

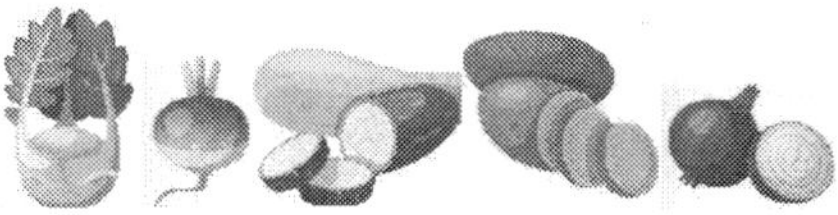

Zucchini-Pilz-Salat

Zutaten für 4 Personen:
2 Zucchini, mit dem Spiralschneider zu dünnen Spaghetti gedreht
100 g Shiitake-Pilze, geputzt und in Scheiben geschnitten
1 rote Zwiebel, fein gewürfelt
½ Bund Petersilie, fein gehackt
50 ml Olivenöl
1 Schälchen Kresse
200 g Champignons, geputzt und in Scheiben geschnitten
3 Knoblauchzehen, fein gehackt
12 Basilikumblätter
100 g Austernpilze, geputzt und in Scheiben geschnitten
100 g Tomaten (in Öl getrocknet), abgetropft und gewürfelt
Saft und Schale mit einer unbehandelten Zitrone
Salz, Pfeffer

Zubereitung:
In einer großen Pfanne das Olivenöl erhitzen und die Zucchini anbraten. Mit Salz, Pfeffer und Knoblauch würzen. Alle Pilze hinzufügen und ebenfalls anbraten und der Zitronenschale abschmecken. Das Ganze nochmal mit Salz und Pfeffer abschmecken.
Für das Dressing die gehackten Kräuter mit Olivenöl, Zitronensaft, Salz, Pfeffer und Knoblauch vermixen.
Alle Zutaten vermischen und dem Dressing anrichten.

Notizen:

____

____

____

____

____

____

Note:

☆☆☆☆☆

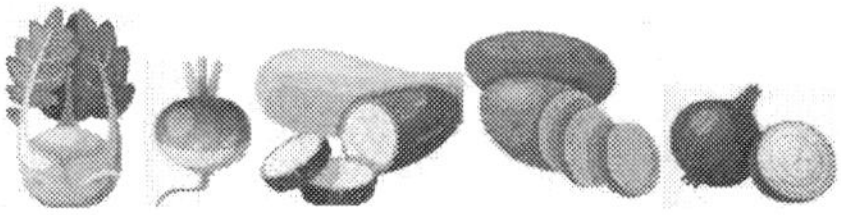

Herbstsalat mit Maronen

Zutaten für 4 Personen:
100 g Feldsalat
1 Orange
1 Eichblattsalat
1 gekochte rote Bete, mit dem Spiralschneider zu dünnen Spaghetti gedreht
2 EL weißen Balsamico
Fleur de Sel
80 g Bacon-Scheiben
2 EL Olivenöl
1 EL brauner Zucker
150 g küchenfertige Maronen
½ Avocado, entkernt und in Scheiben geschnitten
1 Handvoll Pinienkerne
Salz, Pfeffer

Zubereitung:
Die Orange filetieren und den ausgetretenen Saft auffangen. Die Rote Beete Spaghetti zu den Orangen und dem Orangensaft geben. Das Öl und den Balsamicoessig hinzufügen und mit Salz und Pfeffer abschmecken.

Die Pinienkerne ohne Öl in einer Pfanne anrösten, beiseite stellen. In der selben Pfanne Öl hinzufügen und den Speck kross anbraten, entnehmen und auf einem Küchenpapier abtropfen lassen. Die Maronen mit dem braunen Zucker in der Speckpfanne karamellisieren. Mit dem Fleur de Sel würzen. Auf Tellern erst den Salat, dann die Bete und den Pinienkernen und den Avocado Scheiben anrichten. Mit Speck dekorieren und servieren.

Notizen:

Note:

☆☆☆☆☆

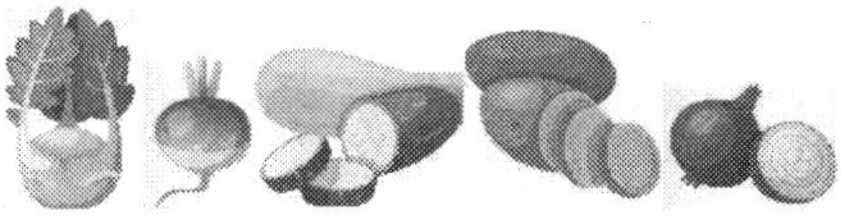

Asia-Salat mit Sesam-Ingwer-Dressing

Zutaten für 2 Personen:
Für das Dressing:
1 haselnussgroßes Stück Ingwer
2 EL Essig
1 Knoblauchzehe, klein gewürfelt
30 ml Sonnenblumenöl
2 EL Wasser
1 EL Tahin (Sesampaste)
3 EL Sojasauce
Chile-Salz, Pfeffer
1 EL Honig

Für die Gemüsespiralen:
1 große Süßkartoffel, geschält und mit dem Spiralschneider zu Spaghetti gedreht
2 mittelgroße rote Beete, geschält und mit dem Spiralschneider zu dünnen Spaghetti gedreht
2 Karotten, geschält und mit dem Spiralschneider zu dünnen Spaghetti gedreht
1 Pastinake, geschält und mit dem Spiralschneider zu dünnen Spaghetti gedreht
etwas Öl
Frische Korianderblätter, fein gehackt
Cashew-Nüsse

Zubereitung:
Für das Dressing alle Zutaten mit einem Mixer zu einer glatten Creme verrühren.
In einer Pfanne die Cashewnüsse ohne Öl kurz anrösten, beiseite stellen. Öl in der Pfanne erhitzen und die Gemüsenudeln für ca. 12 Minuten dünsten. Alles mit dem Dressing mischen und den Cashewnüssen und dem Koriander garnieren. Kann kalt oder warm genossen werden.

Notizen:

____

____

____

____

____

____

Note:

☆☆☆☆☆

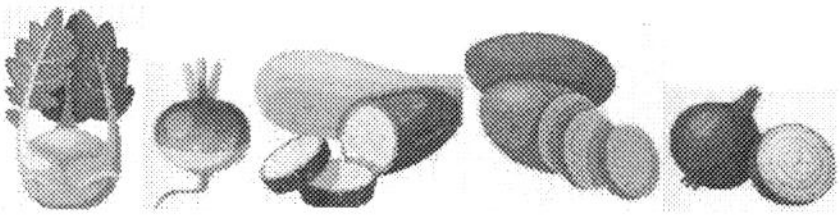

Karotten-Spaghetti-Salat mit Erdnüssen

Zutaten für 4 Personen:
1 kg Karotten, geschält und mit dem Spiralschneider zu Spaghetti gedreht
1 Zitrone, gepresst
etwas braunen Zucker
3 Lauchzwiebeln, in feine Ringe geschnitten
3 EL Sojasauce
4 EL Tahin (Sesampaste)
1 Knoblauchzehe, fein gehackt
100 g gesalzene, geröstete Erdnusskerne, grob gehackt
3 EL Olivenöl
7 Stiele Basilikum, gezupft
Salz

Zubereitung:
Die Karotten Spaghetti mit Salz und ½ TL Zucker vermischen und ziehen lassen. Den Knoblauch mit der Sojasauce, Olivenöl, Zitronensaft, Tahin und 1 TL braunen Zucker mit einem Mixer gut vermischen.

Die Lauchzwiebeln mit den Karotten und dem Dressing vermengen. Die Nüsse und das Basilikum unterheben und servieren.

Notizen:

Note:

☆☆☆☆☆

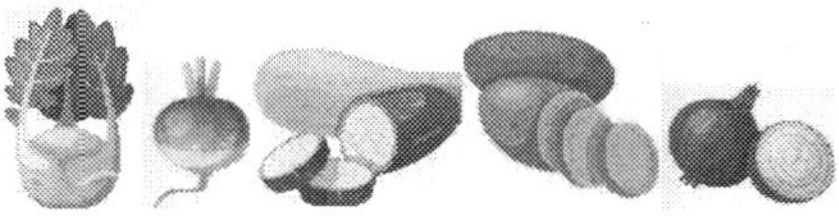

Gemüse-Spaghetti-Kichererbsen-Salat

Zutaten für 2 Personen:
200 g Zucchini, geschält und mit dem Spiralschneider zu Spaghetti gedreht
1 ½ EL Agavendicksaft
200 g Karotten, geschält und mit dem Spiralschneider zu Spaghetti gedreht
½ Dose Kichererbsen, abgetropft
Schale 1 unbehandelten Limette
250 g Tofu Natur, in Scheiben geschnitten
½ Bund Koriander, klein gehackt
60 ml Sojasauce
1 EL Kokosöl
etwas Zucker
Saft von 2 Limetten
Salz

Zubereitung:
Die Gemüsenudeln in einer Schüssel mit je einem TL Zucker und Salz mischen, die Kichererbsen und den Koriander ebenfalls hinzufügen und alles gut durchmischen.

In einer Pfanne das Kokosöl erhitzen und den Tofu darin goldbraun anbraten, mit der Sojasauce ablöschen, die Limettenschale und den Agavendicksaft hinzugeben und alles 1 Minuten köcheln lassen. Den Tofu entnehmen und den Limettensaft unterrühren. Die Gemüsenudeln mit dem Tofu und dem Sud vermengen. Mit Zucker und Salz abschmecken. Sofort servieren!

Notizen:

Note:

☆☆☆☆☆

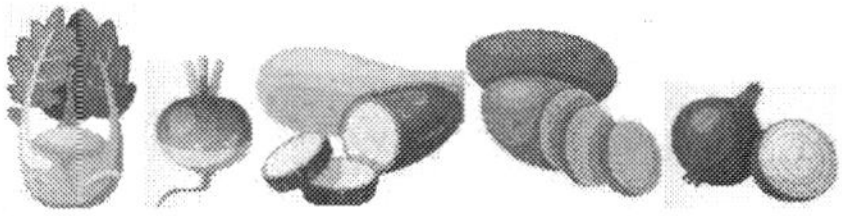

Hühnersuppe mit Karotten-Spaghetti

Zutaten für 2 Personen:

1 Knoblauchzehe, fein gehackt
2 EL Olivenöl
½ TL getrockneter Basilikum
4 Zweige frischer Thymian
½ mittelgroße rote Zwiebel, fein gehackt
½ TL getrockneter Oregano
1 Liter Hühnerbrühe
2 Stängel Staudensellerie, in kleine Stücke geschnitten
400 g Hühnerbrust, in mundgerechte Stücke geschnitten
1 große Karotte, geschält und mit dem Spiralschneider zu Spaghetti gedreht
Salz, Pfeffer

Zubereitung:

In einem großen Topf das Olivenöl erhitzen und Zwiebeln, Knoblauch und Sellerie 5 Minuten anbraten.

Mit der Hühnerbrühe ablöschen. Basilikum, Thymian und Oregano hinzufügen und 5 Minuten köcheln lassen. Die Karotten Spaghetti und die Hühnerbrust ebenfalls hinzugeben und weitere 7 Minuten köcheln lassen.

Notizen:

___

___

___

___

___

___

Note:

☆☆☆☆☆

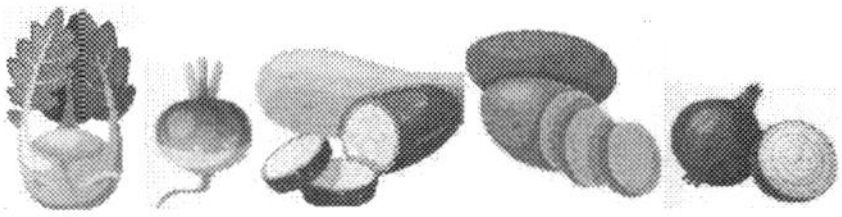

Gemüsenudeln mit Avocado-Minz-Pesto

Zutaten für 2 Portionen:
2 Zucchini oder 6 bis 8 Karotten, geschält und mit dem Spiralschneider zu Spaghetti gedreht
50g Erbsen
1 Zwiebel, klein gehackt
2 TL Minzblätter
100g Ziegen- oder Schafskäse
½ Knoblauchzehe
½ Avocado
2 TL Zitronensaft oder 1 TL Limettensaft
2 TL gehackte Mandeln oder 2 TL Mandelstifte
Salz und Pfeffer
3 TL Olivenöl

Zubereitung:
Für das Pesto Olivenöl, Zitronensaft, Mandeln, Knoblauch, Avocado und Minzblätter mit einem Mixer zu einer cremigen Masse verrühren. In einer Pfanne Öl erhitzen und die Zwiebel anbraten.

Die Gemüsenudeln und die Erbsen hinzufügen, mit Salz und Pfeffer abschmecken. Das Pesto untermischen und gut verrühren. Auf Tellern anrichten und dem zerbröselten Käse bestreuen.

Notizen:

____

____

____

____

____

____

Note:

☆☆☆☆☆

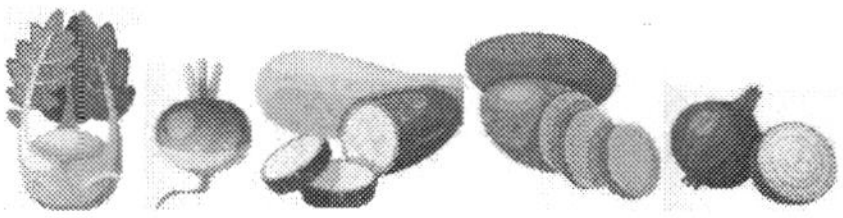

Rote-Bete Spaghetti

Zutaten für 2 Portionen:
100 g gemischten Salat nach Belieben
½ Salatgurke oder 2 kleine Salatgurken, mit dem Spiralschneider zu breiten Bandnudeln gedreht
2 frische Rote Beten, mit dem Spiralschneider zu dünne Spaghetti gedreht
120 g Ziegenfrischkäse mit wenig Salzlake
2 reife Avocados, entkernen und in Scheiben schneiden
½ rote Zwiebel, fein gehackt

Für das Dressing:
2 Eigelb
1 Zitrone oder ½ Limette, ausgepresst
3 EL Olivenöl
2 Knoblauchzehen nach Belieben, fein gehackt
Salz und Pfeffer nach Belieben

Zubereitung:
Auf Tellern den Salat verteilen, mit den Gurken und einen Teil der Rote Bete Spaghetti belegen. Mit den Avocadoscheiben garnieren und die restlichen Spaghetti darauf verteilen. Mit den Zwiebeln toppen und den zerbröselten Ziegenkäse bestreuen.
Für das Dressing alle Zutaten mit einem Mixer gut verrühren und den Salat damit anrichten.
Guten Appetit!

Notizen:

Note:

☆☆☆☆☆

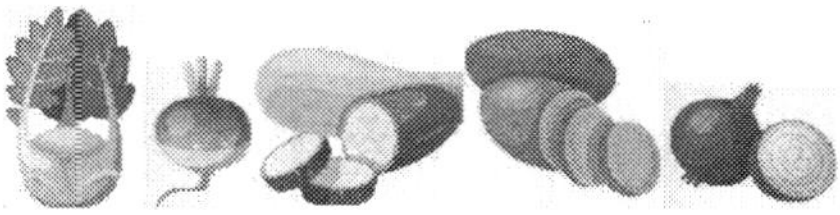

Kohlrabi-Apfelspiralen-Salat

Zutaten für 2 Portionen:
1 Apfel, mit dem Spiralschneider zu dünne Spaghetti gedreht
1 Kohlrabi, mit dem Spiralschneider zu dünne Spaghetti gedreht
60g Ziegenkäse
2 EL ganze Walnüsse. Klein gehackt
1 Handvoll Rucola oder Radicchio
2 EL Cranberrys

Für das Dressing:
2 EL Rotweinessig
2 EL Honig
1 EL Senf (nach Belieben Sorte wählen)
3 EL Olivenöl
Salz, Pfeffer

Zubereitung:
Den gezupften Salat mit den Gemüsenudeln vermengen und auf Teller verteilen. Die Walnüsse und den zerbröselten Ziegenkäse auf den Salat geben.
Für das Dressing alle Zutaten mit einem Mixer gut verrühren und den Salat damit anrichten.
Guten Appetit!

Notizen:

____
____
____
____
____
____

Note:

☆☆☆☆☆

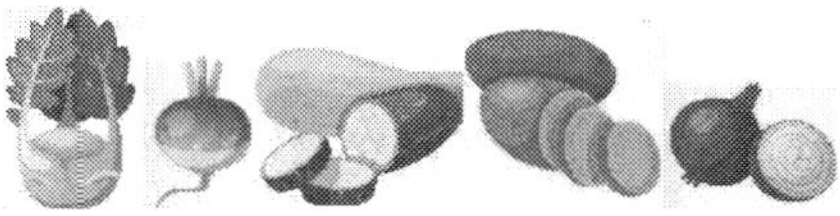

Rettich-Apfel-Salat

Zutaten für 4 Portionen:
2 Äpfel, mit dem Spiralschneider zu dünne Spaghetti gedreht
1 weißer Rettich, mit dem Spiralschneider zu dünne Spaghetti gedreht
2 Handvoll Feldsalat
200g Handkäse, gewürfelt
Walnusshälften zum Dekorieren

Für das Dressing:
3 EL Apfelessig
4 EL Walnussöl
1 TL Honig
1 TL Senf
Salz und Pfeffer

Zubereitung:
Für das Dressing alle Zutaten mit einem Mixer gut verrühren. Auf Tellern erst den Feldsalat und dann die Gemüsenudeln anrichten und mit dem Handkäse garnieren. Die Walnüsse zum Schluss drauflegen und mit der Sauce servieren.

Notizen:

____

____

____

____

____

____

Note:

☆☆☆☆☆

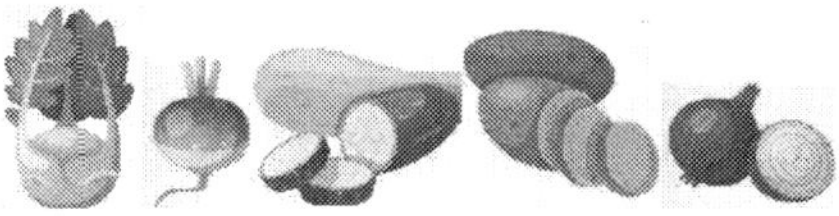

Steckrüben-Nudeln-Curry

Zutaten für 4 Portionen:
1 große Steckrübe, mit dem Spiralschneider zu dünne Spaghetti gedreht
350g Rosenkohl
1 TL Kokosnussöl
2 Knoblauchzehen, fein gehackt
3 TL Currypulver (gelb) oder Currypaste
1 kleine Ingwerwurzel, geschält und fein gehackt
3 Schalotten, fein gehackt
380ml Kokosnussmilch (fettarm)
120g Kaiserschoten/ Zuckerschoten
720ml Gemüsebrühe (frisch oder Instant)
Pfeffer und Salz
1 Handvoll Basilikumblätter, grob zerpflücken

Zubereitung:
In einer Pfanne Öl erhitzen und den Knoblauch, die Schalotten, den Ingwer und den gewaschenen Rosenkohl und für ca. 2 Minuten anbraten.

Mit der Gemüsebrühe ablöschen. Kokosmilch und Curry hinzufügen und köcheln lassen. Die Zuckerschoten und die Gemüsenudeln hinzufügen und für 7 Minuten kochen lassen. Auf Tellern anrichten und dem Basilikum garnieren.

Notizen:

____
____
____
____
____
____

Note:

☆☆☆☆☆

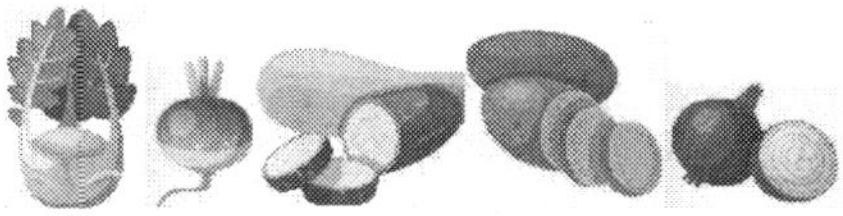

Kohlrabi-Spaghetti mit Parmesan

Zutaten für 4 Portionen:
1 große Zwiebel, in Scheiben geschnitten
2 Kohlrabi, zu Spaghetti gedreht, 2 TL Olivenöl, 8 Baconstreifen, Pfeffer und Salz
Parmesan (gerieben)

Zubereitung:
In einer großen Pfanne das Öl erhitzen und den Bacon kross anbraten, entnehmen und auf einem Küchenpapier abtropfen lassen. Die Zwiebeln in der Speckpfanne anbraten, rausnehmen und beiseite stellen. In einer neuen Pfanne das Olivenöl erhitzen und die Gemüsenudeln anbraten, mit Salz und Pfeffer abschmecken. Für 5 Minuten braten lassen und dann auf Tellern verteilen. Mit dem Bacon und den Zwiebeln anrichten und mit dem Parmesan bestreuen.

Notizen:

Note:

☆☆☆☆☆

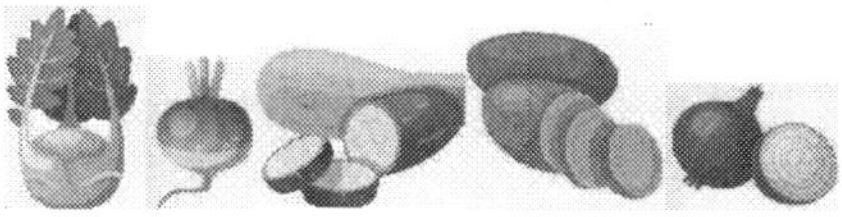

Herzhaftes Grünkohl-Omelett

Zutaten für 2 Portionen:
6 Eiweiß
½ mittelgroße Zucchini, mit dem Spiralschneider zu Spaghetti gedreht
1 EL Olivenöl, 50g Grünkohl, Salz und Pfeffer
½ Knoblauchzehe, fein gehackt

Zubereitung:
Den Backofen auf 180 Grad vorheizen. Das Olivenöl in einer Pfanne erhitzen, den Knoblauch anbraten, den Grünkohl dazugeben und für 4 Minuten braten lassen. Die Spaghetti hinzufügen und weitere 2 Minuten braten lassen. Die 6 Eiweiß über das Gemüse gießen, mit Salz und Pfeffer würzen. Die Pfanne für 15 Minuten in den Ofen stellen. Sofort servieren!

Notizen:

____

____

____

Note:

☆☆☆☆☆

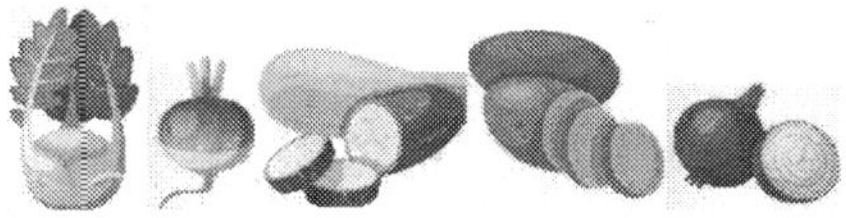

Brokkoli-Nudelsuppe mit Cremà

Zutaten für 4 Portionen:
1 große Zwiebel, fein gewürfelt
2 Brokkoliköpfe, mit dem Spiralschneider zu Spaghetti gedreht
400 ml Kokosmilch
1200 ml Gemüsebrühe (frisch oder Instant)
3 EL Kräuterbutter
3 Knoblauchzehen, fein gehackt
1 Handvoll Petersilie, grob gehackt
¼ EL roter Pfeffer
Pfeffer und Salz

Zubereitung:
In einem großen Topf die Kräuterbutter erhitzen, die Zwiebeln und den Knoblauch ca. 5 Minuten anbraten.

Mit der Kokosmilch und der Gemüsebrühe ablöschen, mit Salz und Pfeffer würzen und 15 Minuten köcheln lassen. Mit einem Pürierstab die Suppe pürieren. Die Gemüsenudeln hinzufügen und weitere 5 Minuten köcheln lassen. In tiefen Tellern anrichten und mit der Petersilie bestreuen.

Notizen:

Note:

☆☆☆☆☆

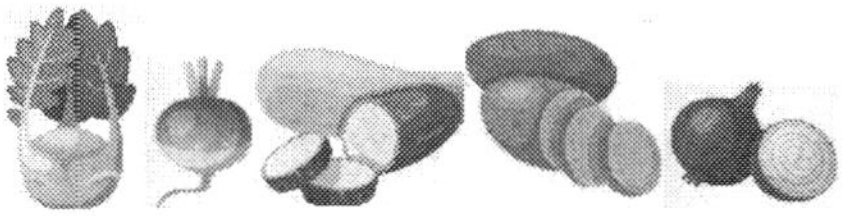

Gebackenes Ei auf Zucchini-Spiralen

Zutaten für 2 Portionen:
80 g Cherry-Tomaten, halbiert
450 g Spinat
1 Knoblauchzehe, fein gehackt
½ mittelgroße Zucchini, mit dem Spiralschneider zu Spaghetti gedreht
1 EL Olivenöl
2 frische Eier
Salz und Pfeffer

Zubereitung:
Den Backofen auf 180 Grad vorheizen. Das Olivenöl in einer Pfanne erhitzen, den Knoblauch anbraten. Dann den Spinat und die Tomaten hinzufügen, für ca. 2 Minuten mit geschlossenem Deckel braten lassen. Die Spaghetti hinzufügen und alles gut durchmischen.

Die Eier werden mit einem Quirl aufgeschlagen und mit Salz und Pfeffer gewürzt. Mit einem Holzlöffel in der Pfanne 2 Nester basteln und in der Mitte jeweils die Eimasse eingießen. Die Pfanne ohne Deckel für 8 Minuten in den Backofen stellen.

Notizen:

Note:

☆☆☆☆☆

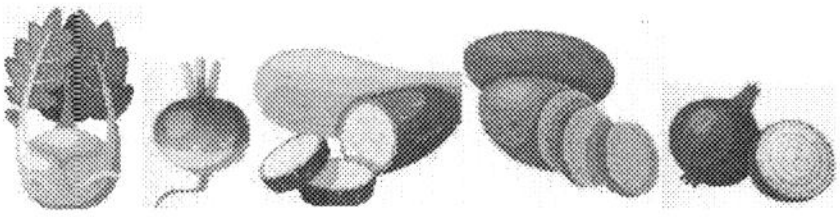

Beete-Omelett

Zutaten für 2 Portionen:
1 kleine Avocado, entkernt und in Scheiben geschnitten
2 rote Beete Knollen, mit dem Spiralschneider zu Spaghetti gedreht
2 EL Olivenöl
4 große Eier
Salz und Pfeffer
1 Frühlingszwiebel, fein gewürfelt

Zubereitung:
1 EL Olivenöl in einer Pfanne erhitzen und die Rote Bete Spaghetti für 5 Minuten anbraten, rausnehmen und beiseite stellen. Die Eier mit Salz und Pfeffer verquirlen. Einen weiteren Esslöffel Olivenöl in der Pfanne erhitzen und die Eimasse reingießen, für 2 Minuten braten.

Die Avocadoscheiben und die Rote Bete Spaghetti in die Pfanne geben. Vorsichtig in der Mitte falten und weitere 2 Minuten braten. Aus der Pfanne nehmen und auf Tellern servieren. Mit den Frühlingszwiebeln garnieren.

Notizen:

Note:

☆☆☆☆☆

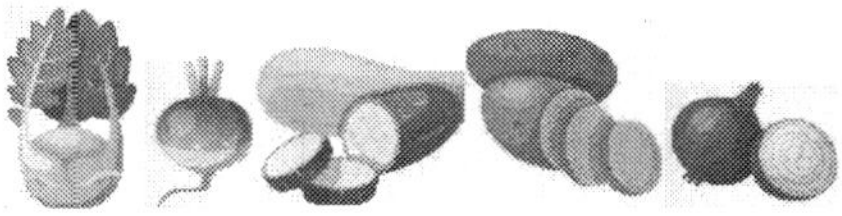

Eier-Karotten-Salat

Zutaten für 2 Portionen:
1 Brokkoli, Röschen abtrennen, Stamm mit dem Spiralschneider zu Spaghetti gedreht
2 Karotten, mit dem Spiralschneider zu Spaghetti gedreht
40 g rote Zwiebel, fein gehackt
3 Eier (hartgekocht)
8g frischer Basilikum
1 Knoblauchzehe
Saft einer Limette
2 EL Olivenöl
2 EL Kürbiskerne
Salz und Pfeffer

Zubereitung:
Gemüsenudeln in einer Schüssel vermengen, Zwiebeln und halbierte Eier dazugeben.

Für das Dressing die restlichen Zutaten, bis auf die Kürbiskerne mit einem Mixer gut durchmischen. Das Dressing zu den Gemüsenudeln geben, mit den Kürbiskerne garnieren.

Notizen:

Note:

☆☆☆☆☆

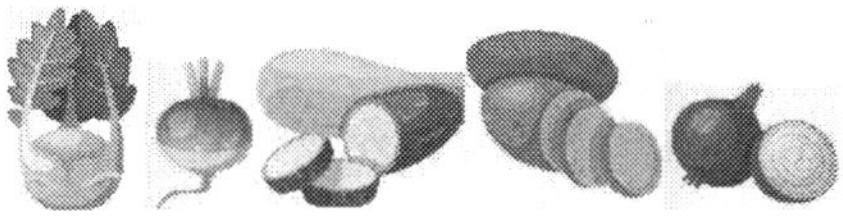

Sellerie-Frühstücks-Salat

Zutaten für 2 Portionen:
1 mittelgroße Salatgurke, entkernt und mit dem Spiralschneider zu Spaghetti gedreht
1 mittelgroße Zucchini, mit dem Spiralschneider zu Spaghetti gedreht
100 g Sellerie, in Stücke schneiden
225 g gegrillter Lachs
1 Knoblauchzehe, fein gehackt
100 ml Kokosmilch
Salz und Pfeffer
2 große Eier (hartgekocht)

Zubereitung:
In einer Pfanne etwas Öl erhitzen und den Lachs anbraten, beiseite stellen. In einer großen Schüssel die Gemüsenudeln, den Sellerie und den Lachs vermischen.

Für das Dressing den Knoblauch mit der Kokosmilch und den Gewürzen vermischen, über den Salat verteilen. Auf Tellern anrichten und mit den gekochten Eiern garnieren.

Notizen:

Note:

☆☆☆☆☆

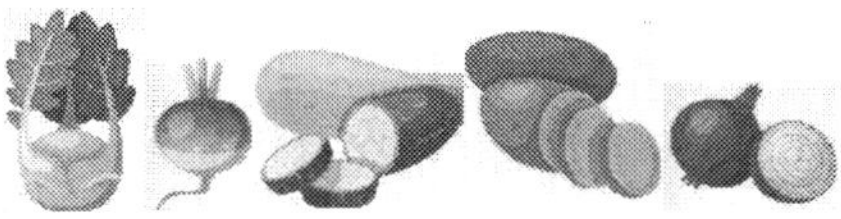

Zucchini-Pfannkuchen

Zutaten für 2 Portionen:
60 g Mandelmehl
80 g Zucchini, mit dem Spiralschneider zu Spaghetti gedreht
120 ml Mandelmilch, ungesüßt
1 Ei
1 EL Kokosöl
½ EL Honig
½ TL Backpulver
1 EL Leinsamenmehl
1 Prise Salz

Zubereitung:
In einer Schüssel das Öl, den Honig, die Milch und das Eigelb gut verrühren. Unter die Masse das Mehl, Salz, Backpulver und Leinsamenmehl untermischen und gut verrühren bis eine glatte Masse entsteht.

Das Eiweiß steif schlagen und unter den Teig heben. Die Zucchini Spaghetti ebenfalls unterrühren und in einer beschichteten Pfanne den Teig geben und ca. 2 Minuten auf jeder Seite backen.

Notizen:

Note:

☆☆☆☆☆

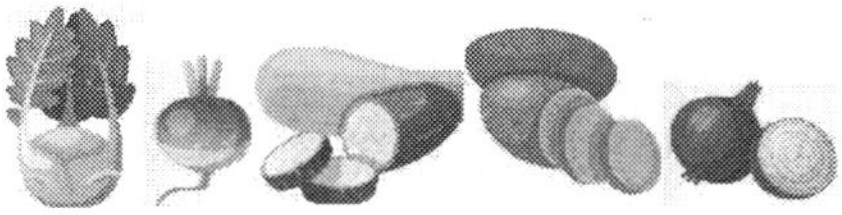

Apfel mit Zimt und Kokosflocken

Zutaten für 2 Portionen:
2 EL Kokosöl
2 Äpfel, zu Spaghetti gedreht
Zimt, 3 EL Kokosflocken, ungesüßt

Zubereitung:
In einer Pfanne das Kokosöl auf mittlerer Hitze erhitzen und die Äpfel hinzufügen. Mit Zimt würzen und ca. 5 Minuten braten, beiseite stellen. In der selben Pfanne die Kokosflocken kurz anbraten. Die Apfelspaghetti auch Tellern anrichten und mit Kokosraspeln bestreuen.

Notizen:

Note:

☆☆☆☆☆

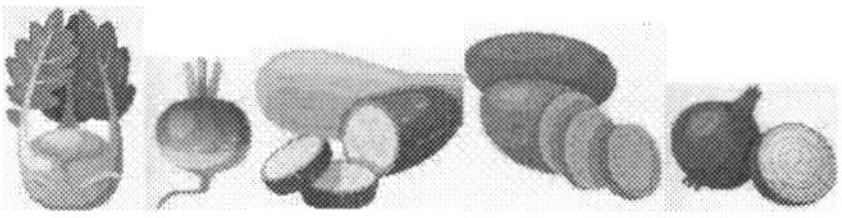

Möhrensalat mit Mandelsplitter

Zutaten für 2 Portionen:
70 g Mandelsplitter
240 g Möhren, zu Spaghetti gedreht
2 EL Zitronensaft, 2 EL Olivenöl
2 TL Senf, 1 Prise Salz, 2 TL Estragon
2 TL Rosinen, 2 EL Petersilie, gehackt

Zubereitung:
Für das Dressing Senf mit Olivenöl, Estragon, Zitronensaft und Salz verrühren. Die Mandeln in einer Pfanne rösten und anschließend abkühlen. Die Karotten Spaghetti auf Tellern anrichten, mit dem Dressing beträufeln. Mit den Mandeln, Petersilie und Rosinen garnieren.

Notizen:

Note:

☆☆☆☆☆

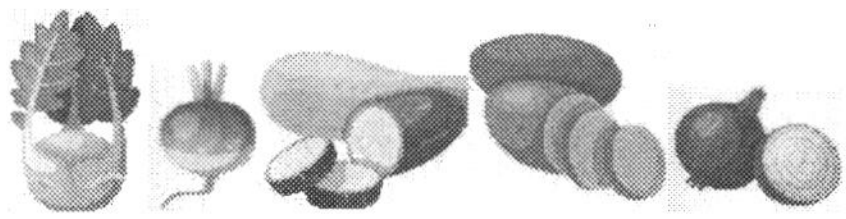

Spiralsalat mit gegrillten Sardinen

Zutaten für 2 Portionen:
1 mittelgroße Zucchini, mit dem Spiralschneider zu Spaghetti gedreht
250 g frische Sardinen (ohne Gräten, wenn möglich)
1 EL schwarze Oliven
10 g Rucola
3 Knoblauchzehen, fein gehackt
30 g Cherry-Tomaten
3 EL Olivenöl
1 Zitrone, gepresst
1 Prise Cayenne Pfeffer
½ TL getrockneten Thymian
Salz und Pfeffer

Zubereitung:
Für die Marinade den Knoblauch (2 Zehen) mit 2 EL Olivenöl, 2 EL Zitronensaft, Cayenne Pfeffer. Salz und Pfeffer vermischen und die Sardinen darin einlegen. Im Kühlschrank für 2 Stunden ziehen lassen.

Den Grill anheizen und die Sardinen in einer Grillschale von beiden Seiten 3 Minuten grillen, beiseite stellen. Die Gemüsenudeln mit den Oliven, Tomaten und Rucola in einer Schüssel vermengen. Als Dressing etwas Zitronenschale mit 1 EL Olivenöl, etwas Zitronensaft und 1 gepresste Knoblauchzehe vermengen und über den Salat verteilen. Auf Tellern anrichten und mit den Sardinen belegen.

Notizen:

____

____

____

____

____

____

Note:

☆☆☆☆☆

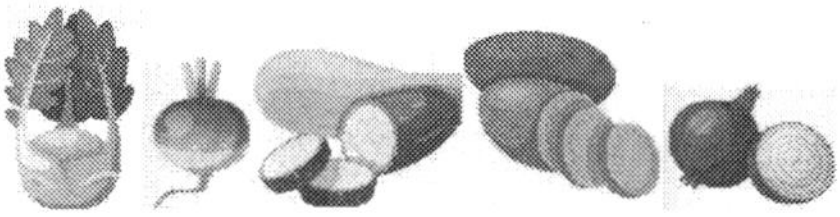

Möhren-Salat

Zutaten für 2 Portionen:
1 Möhre, violett, mit dem Spiralschneider zu Spaghetti gedreht
1 Möhre, mit dem Spiralschneider zu Spaghetti gedreht
½ Apfel, mit dem Spiralschneider zu Spaghetti gedreht
70 g Pastinake, mit dem Spiralschneider zu Spaghetti gedreht
1 Stück frischen Ingwer, fein gehackt
1 ½ Schalotten, fein gehackt
2 EL Pecannüsse, gehackt

Dressing:
½ EL Apfelessig
1 EL Olivenöl
½ EL Ahornsirup
Salz und Pfeffer

Zubereitung:
Alle Zutaten für den Salat in einer großen Schüssel vermengen. Für das Dressing die Zutaten gut verrühren und unter den Salat mischen. Im Kühlschrank für eine halbe Stunde ziehen lassen.

Notizen:

Note:

☆☆☆☆☆

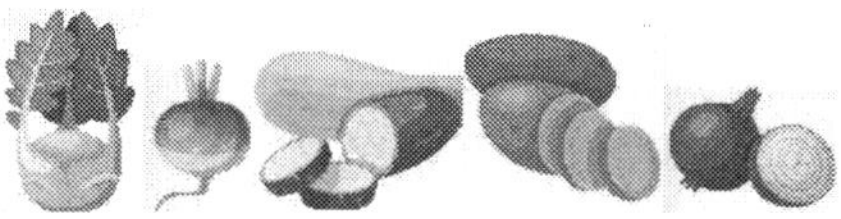

Gurkensalat mit Erdbeeren

Zutaten für 2 Portionen:
400 g Erdbeeren, 40 g Feta
1 Gurke, zu Bandnudeln gedreht

Für das Dressing:
1 TL Dijon-Senf, 1 EL Mohn, 2 EL Olivenöl
2 EL Zitronensaft, Salz und Pfeffer

Zubereitung:
Die Erdbeeren in Stücke schneiden und mit den Gurken und dem Feta mischen. Für das Dressing alle Zutaten gut verrühren und über den Salat gießen. Alles gut vermischen und mit Salz und Pfeffer abschmecken. Sofort servieren!

Notizen:

Note:

☆☆☆☆☆

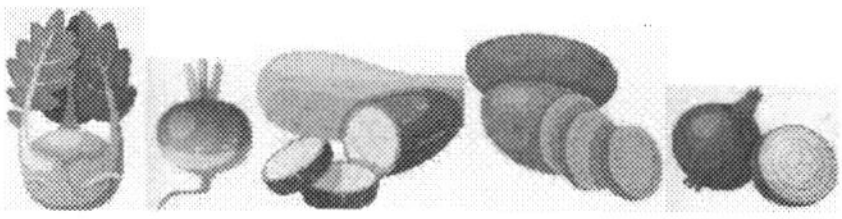

Gemüsenudeln mit Erdnuss-Soße

Zutaten für 4 Personen:
2 Möhren + 2 Zucchini, zu Spaghetti gedreht
2 Knoblauchzehen, fein gehackt
2 rote Zwiebeln, fein gehackt
3 EL Erdnussmus, 2 EL Sesamöl
60 g gehackte Erdnüsse, 60 ml Kokosmilch
Salz und Pfeffer zum Abschmecken

Zubereitung:
In einer Pfanne das Sesamöl erhitzen und die Zwiebeln und den Knoblauch anbraten. Das Erdnussmus und die Kokosmilch hinzufügen und kurz aufkochen lassen. Die Gemüsenudeln unterrühren und alles für 5 Minuten köcheln lassen. Auf Tellern anrichten und mit den Erdnüssen bestreuen.

Notizen:

____

____

____

Note:

☆☆☆☆☆

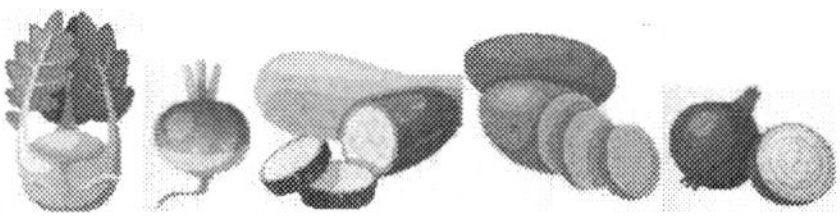

Süßkartoffel-Spaghetti mit Aglio e Olio

Zutaten für 4 Personen:
2 rote Zwiebeln, fein gehackt
3 große Süßkartoffeln, mit dem Spiralschneider zu Spaghetti gedreht
4 EL Olivenöl
4 Knoblauchzehen, fein gehackt
2 Bund frische Petersilie, gehackt
2 TL Paprikapulver
Salz und Pfeffer

Zubereitung:
In einem Topf Salzwasser erhitzen und die Süßkartoffel Spaghetti darin 6 Minuten kochen.

In der Zwischenzeit das Olivenöl in einer Pfanne erhitzen und die Zwiebeln und den Knoblauch darin anbraten, die abgegossenen Süßkartoffeln hinzufügen und mit Salz, Pfeffer und Paprikapulver würzen. Auf Tellern anrichten und mit Petersilie bestreuen.

Notizen:

Note:

☆☆☆☆☆

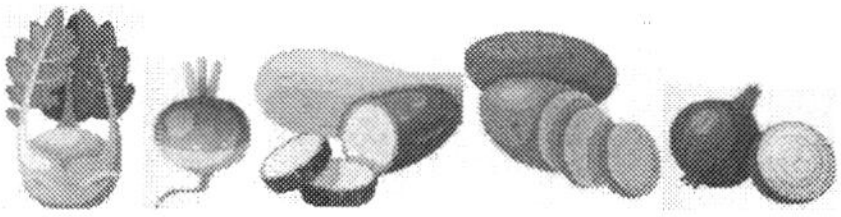

Kohlrabi-Spaghetti mit Walnüssen und Schafskäse

Zutaten für 4 Personen:
2 grüne Äpfel, mit dem Spiralschneider zu Spaghetti gedreht
2 große Kohlrabi, mit dem Spiralschneider zu Spaghetti gedreht
200 g Schafskäse
2 rote Zwiebeln, fein gehackt
40 g gehackte Walnüsse
1 TL Senf
4 EL Olivenöl
1 TL Knoblauch Pulver
Salz und Pfeffer
Saft von 2 Zitronen

Zubereitung:
In einem Topf Wasser erhitzen und die Gemüsenudeln darin 3 Minuten kochen. In der Zwischenzeit das Olivenöl in einer Pfanne erhitzen und die Zwiebeln anbraten, den Zitronensaft, das Knoblauchpulver und den Senf hinzufügen.

Die Gemüsenudeln zu der Sauce geben und gut durchmischen, mit Salz und Pfeffer abschmecken. Auf Tellern den Salat anrichten und mit dem zerbröselten Schafskäse und den Walnüssen garnieren.

Notizen:

Note:

☆☆☆☆☆

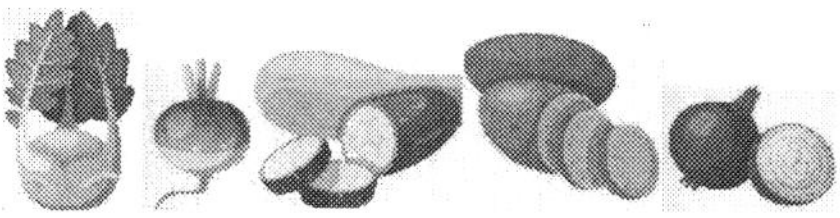

Asiatische Pfanne mit Pastinaken-Spaghetti

Zutaten für 4 Personen:
2 mittelgroße Möhren, in Stücke geschnitten
12 mittelgroße Pastinaken, mit dem Spiralschneider zu Spaghetti gedreht
1 Porree, in Stücke geschnitten
1 mittelgroße Paprika, in Stücke geschnitten
4 EL Sojasoße
2 EL Olivenöl
1 TL Zwiebel Pulver
2 TL Knoblauch Pulver
1 TL Chili Pulver
1 TL Ingwer, fein gehackt
Salz und Pfeffer zum Abschmecken
4 EL Sesam

Zubereitung:
In einer Pfanne Olivenöl erhitzen und die Möhren, das Porree und die Zwiebeln anbraten. Die Gemüsenudeln und die Paprikastücke hinzufügen.

Für die Soße das Sesamöl, die Sojasoße und den Gewürzen vermengen und zu den Gemüsenudeln geben. Alles nochmal für 2 Minuten scharf anbraten. Auf Tellern anrichten und mit Sesam bestreuen.

Notizen:

Note:

☆☆☆☆☆

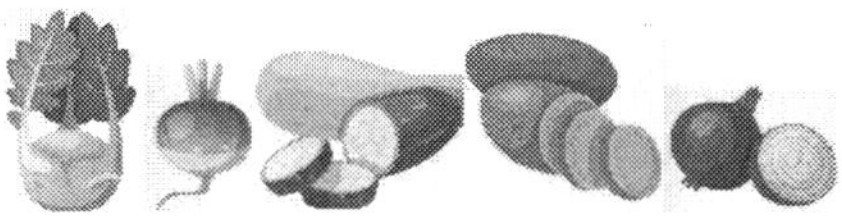

Zucchinispaghetti mit Tomatensoße und Parmesan

Zutaten für 4 Personen:
2 rote Zwiebeln, fein gehackt
4 große Zucchini, mit dem Spiralschneider zu Spaghetti gedreht
1 mittelgroße Möhre, in Stücke geschnitten
2 Knoblauchzehen, fein gehackt
1 EL Olivenöl
2 Dosen gehackte Tomaten
1 TL Thymian
1 TL Oregano
2 TL Paprika Pulver
1 TL Chili
Salz und Pfeffer
50 g geriebener Parmesan

Zubereitung:
In einer Pfanne Olivenöl erhitzen und die Zwiebeln, Knoblauch und die Möhren anbraten.

Die Tomaten hinzufügen und mit den Gewürzen würzen. Alles kurz aufkochen lassen. Die Gemüsenudeln untermischen und das Ganze für 3 Minuten köcheln lassen. Auf Tellern anrichten und mit Parmesan bestreuen. Guten Appetit!

Notizen:

Note:

☆☆☆☆☆

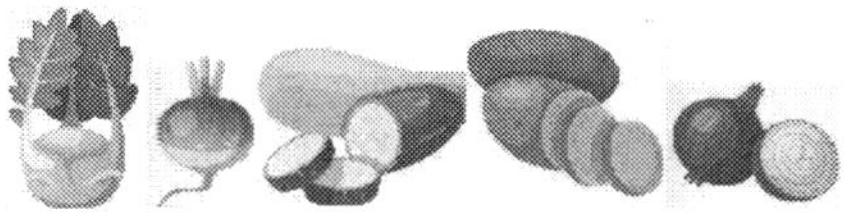

Möhrenspaghetti mit Bolognese und Petersilie

Zutaten für 6 Portionen:
1 kg Hackfleisch, halb und halb
12 große Möhren, mit dem Spiralschneider zu Spaghetti gedreht
2 Knoblauchzehen, fein gehackt
2 rote Zwiebeln, fein gehackt
200 g Cocktailtomaten, halbiert
400 g gehackte Tomaten
200 ml Sahne
4 EL Tomatenmark
1 Bund frische Petersilie, fein gehackt
1 TL Oregano
1 TL Chili
2 EL Olivenöl
2 TL Paprika Pulver
1 TL Thymian
Salz und Pfeffer,

Zubereitung:
In einer Pfanne Olivenöl erhitzen und die Zwiebeln, Knoblauch und das Hackfleisch anbraten. Das Tomatenmark unterrühren und kurz mit anbraten. Mit der Sahne, den gehackten Tomaten ablöschen und mit den Gewürzen würzen, etwa 10 Minuten köcheln lassen. Die

Möhren Spaghetti untermischen und nochmal 4 Minuten kochen lassen. Die Cocktailtomaten und die Petersilie untermengen und mit Salz und Pfeffer abschmecken. Auf Tellern anrichten und genießen!

Notizen:

Note:

☆☆☆☆☆

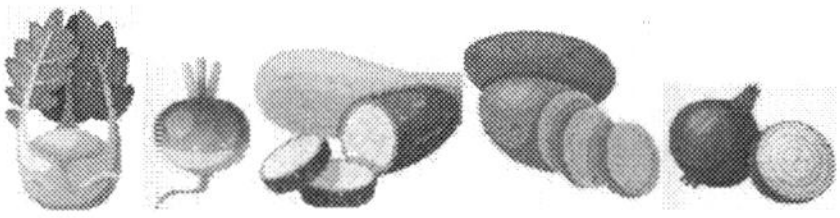

Rote Bete Nudeln mit Sahne und Speck

Zutaten für 2 Personen:
100 g Räucherspeck
250 g Rote Bete, mit dem Spiralschneider zu Spaghetti gedreht
1 Knoblauchzehe, fein gehackt
1 Zwiebel, fein gehackt
1 EL Olivenöl
100 ml Sahne
1 rote Paprika, in kleine Stücke geschnitten
2 TL Ajvar
50 g Mozzarella, klein geschnitten
1 TL Petersilie, gehackt

Zubereitung:
In einer Pfanne den Speck mit den Zwiebeln, Paprika und Knoblauch anbraten.

Mit der Sahne ablöschen und den Mozzarella, Ajvar und Petersilie hinzufügen, mit Salz und Pfeffer abschmecken. Kurz aufkochen lassen und die Rote Bete Spaghetti untermischen, alles nochmal 3 Minuten köcheln lassen und servieren.

Notizen:

Note:

☆☆☆☆☆

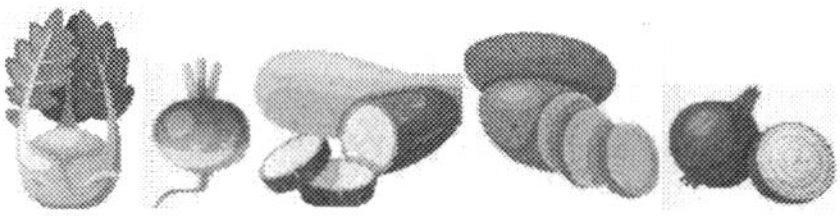

Möhrenspaghetti mit Erdnuss-Sauce

Zutaten für 2 Personen:
250 g Chinakohl, in feine Streifen geschnitten
500 g Möhren, mit dem Spiralschneider zu Spaghetti gedreht
3 EL Erdnussbutter
2 EL Erdnüsse
1 EL Kokosöl
1 EL Sesam
Salz, Pfeffer
100 ml Kokosmilch
Sojasauce

Zubereitung:
In einer Pfanne ohne Fett die Erdnüsse und den Sesam kurz anrösten, entnehmen und beiseite stellen. Kokosöl in der Pfanne erhitzen und die Möhren und den Chinakohl kurz anbraten.

In einem Topf die Erdnussbutter mit der Kokosmilch verrühren, mit Sojasauce abschmecken und kurz aufkochen lassen. Auf Tellern erst das Gemüse anrichten, mit der Soße benetzen und den Nüssen garnieren. Guten Appetit!

Notizen:

____

____

____

____

____

____

Note:

☆☆☆☆☆

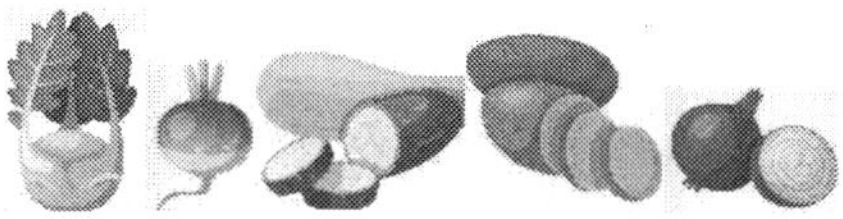

Möhren Nudeln mit Käsesauce und Speck

Zutaten für 2 Personen:
½ Bund Frühlingszwiebel, in Ringe geschnitten
2 große Karotten, mit dem Spiralschneider zu Spaghetti gedreht
½ Knoblauchzehe, fein gehackt
½ Bund Basilikum, fein gehackt
150 g frischer Ziegenkäse
150 g gewürfelter Speck
Salz und Pfeffer
1 EL Milch

Zubereitung:
In einer Pfanne die Frühlingszwiebeln mit den Speckwürfeln und Knoblauch anbraten. Die Gemüsenudeln hinzufügen und so lange braten bis sie gar sind.

In einem Topf die Milch mit dem Ziegenkäse verrühren, Basilikum hinzufügen und alles kurz aufkochen lassen. Mit Salz und Pfeffer abschmecken. Auf Tellern die Gemüsenudeln anrichten und mit der Sahnesoße begießen. Guten Appetit!

Notizen:

____
____
____
____
____
____

Note:

☆☆☆☆☆

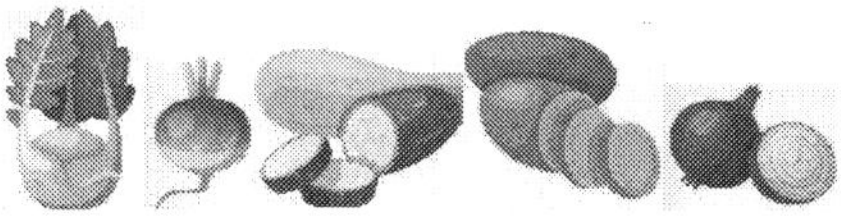

Rohe Möhrenspaghetti mit exotischer Orangen- und Mangosauce

Zutaten für 2 Personen:
3 Orangen, filetiert
3 große Möhren, zu Spaghetti gedreht
4 EL Sesammus, Salz und Pfeffer
2 reife Mango, entkernt und geschält

Zubereitung:
Die Orangen mit dem Mangofruchtfleisch und dem Sesammus zu einer Soße mixen. Die Möhren Spaghetti mit der Soße vermengen und 15 Minuten ruhen lassen. Vor dem Servieren mit Salz und Pfeffer abschmecken.

Notizen:

Note:

☆☆☆☆☆

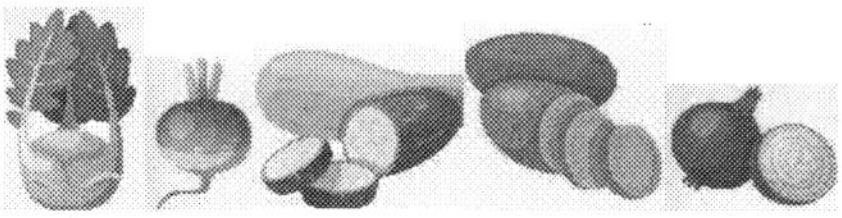

Gurkennudeln mit Joghurtsauce

Zutaten für 2 Personen:
1 große Gurke, mit dem Spiralschneider zu Spaghetti gedreht
150 g Naturjoghurt
n. B. Dill, Salz und Pfeffer
n. B. Zitronensaft

Zubereitung:
Für das Dressing den Joghurt mit dem Dill, dem Zitronensaft, Salz und Pfeffer vermengen. Die Gurkennudeln mit dem Joghurtdressing vermischen und sofort servieren!

Notizen:

Note:

☆☆☆☆☆

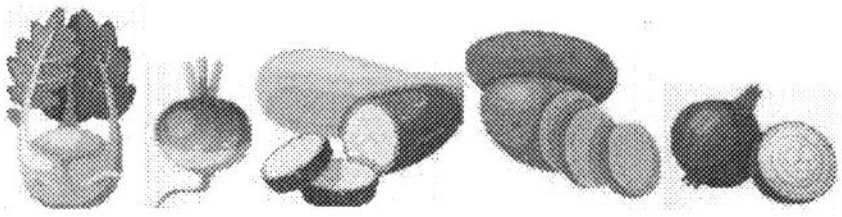

Griechischer Gurkensalat mit Feta

Zutaten für 2 Personen:
1 rote Zwiebel, fein gewürfelt
1 Gurke, zu Spaghetti gedreht
5 schwarze Oliven, halbiert, frischer Oregano
½ grüner Paprika, in Scheiben geschnitten
1 Zitrone, gepresst, 4 Cherrytomaten, halbiert
1 EL Olivenöl, 50 g Feta, Salz, Pfeffer,

Zubereitung:
Das Olivenöl mit dem Zitronensaft und dem Oregano verrühren, mit Salz und Pfeffer abschmecken. Das Dressing mit allen weiteren Zutaten vermengen und sofort servieren!

Notizen:

Note:

☆☆☆☆☆

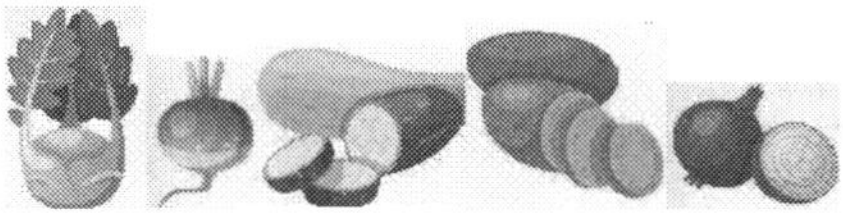

Süßkartoffel Pommes mit Dip

Zutaten für 2 Personen:
50 g Sour Creme
1 große Süßkartoffel, mit dem Spiralschneider zu Spaghetti gedreht
etwas Petersilie und Salz
2 EL Olivenöl

Zubereitung:
Den Backofen auf 170 Grad vorheizen. Die Süßkartoffel Spaghetti mit dem Olivenöl vermischen und im Ofen 10 backen lassen. Mit Sour Cream, Salz und Petersilie servieren.

Notizen:

____

____

____

____

Note:

☆☆☆☆☆

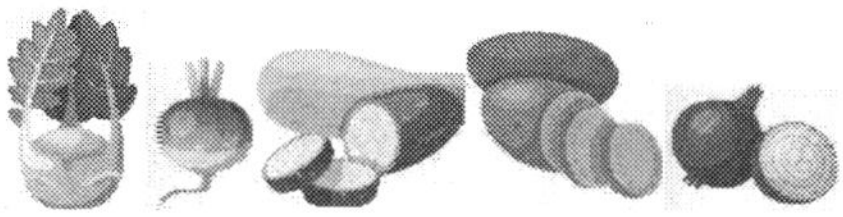

Süßkartoffeln mit Mangold

Zutaten für 2 Personen:
2 mittelgroße Süßkartoffeln, mit dem Spiralschneider zu Spaghetti gedreht
100 g Mangold, in Streifen geschnitten
1 Knoblauchzehe, fein gehackt
1 Zwiebel, fein gehackt
1 TL Zitronensaft
2 EL Pinienkerne oder Sesam
2 EL Mascarpone
Wasser
1 EL Rapsöl
Salz, Pfeffer und Paprika

Zubereitung:
In einer Pfanne ohne Öl die Kerne kurz rösten und beiseite stellen. Den Mangold in einem Topf mit etwas Wasser kurz aufkochen lassen und den Zitronensaft mit der Mascarpone einrühren.

In einer Pfanne das Rapsöl erhitzen und die Zwiebel mit dem Knoblauch anbraten, den Mangold Topf zu den Zwiebeln in die Pfanne geben, auch die Süßkartoffel Spaghetti hinzufügen, alles gut durchmischen und für 3 Minuten köcheln lassen. Auf Tellern anrichten und mit den Kernen bestreuen.

Notizen:

Note:

☆☆☆☆☆

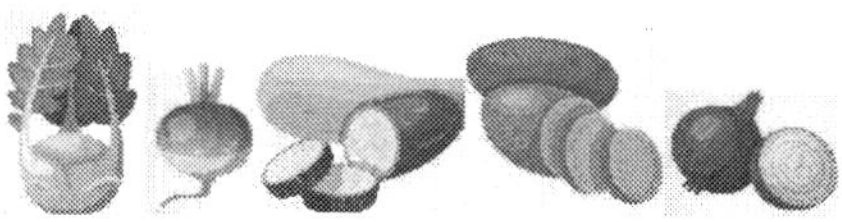

Bunte Gemüsespaghetti als Salat

Zutaten für 2 Personen:
2 Kohlrabi, mit dem Spiralschneider zu Spaghetti gedreht
1 Rettich, mit dem Spiralschneider zu Spaghetti gedreht
1 Karotte, mit dem Spiralschneider zu Spaghetti gedreht
1 Gurke, mit dem Spiralschneider zu Spaghetti gedreht
1 große Zwiebel, fein gehackt

Für das Dressing:
1 EL Reiswein
1 Frühlingszwiebel, fein gehackt
1 EL Olivenöl
1 EL Honig
1 TL Sojasoße
1 Prise frisch gemahlener Ingwer

Zubereitung:
Die Zutaten für das Dressing mit einem Mixer gut verrühren. Die Gemüsenudeln mit den Zwiebeln und dem Dressing vermischen und im Kühlschrank für 15 Minuten ziehen lassen.

Notizen:

Note:

☆☆☆☆☆

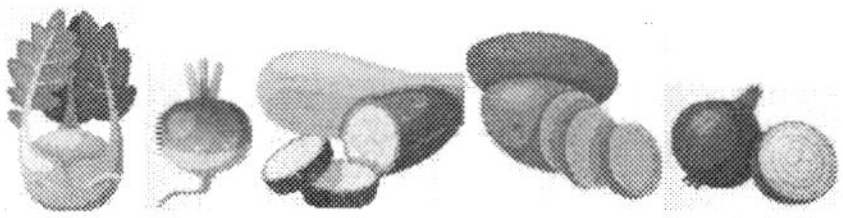

Schnelle Kartoffelnester mit Feta

Zutaten für 2 Personen:
100 g Feta, in Stücke geschnitten
2 große Kartoffeln, geschält und zu Spaghetti gedreht
Salz, 1 EL Olivenöl

Zubereitung:
In einer Pfanne das Olivenöl erhitzen. Mit den Kartoffel Spaghetti Nester bauen und mit dem Feta belegen. Die Nester in die Pfanne setzen, dabei sollte der Feta den Boden nicht berühren. Von allen Seiten anbraten bis die Kartoffeln gar sind. Bei Bedarf salzen.

Notizen:

Note:

☆☆☆☆☆

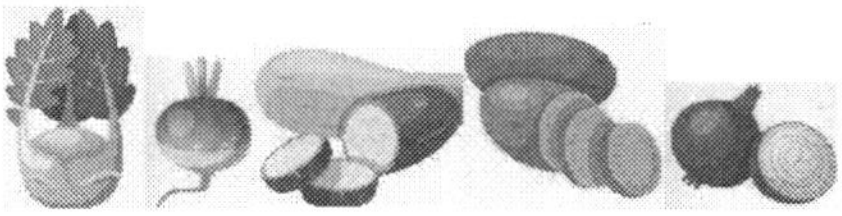

Spanische Tortilla

Zutaten für 2 Personen:
2 Eier, 100 g Zwiebeln, fein gewürfelt
200 g Kartoffeln, zu Spaghetti gedreht
2 EL Olivenöl, Salz und Pfeffer

Zubereitung:
Den Backofen bei 175 Grad vorheizen. Die Eier würzen und verrühren. In einer Pfanne das Olivenöl erhitzen und das Gemüse für 15 Minuten braten. Die Eier hinzufügen und alles gut vermischen. In einer Auflaufform das Ganze umfüllen und für 10 Minuten im Ofen backen.

Notizen:

Note:

☆☆☆☆☆

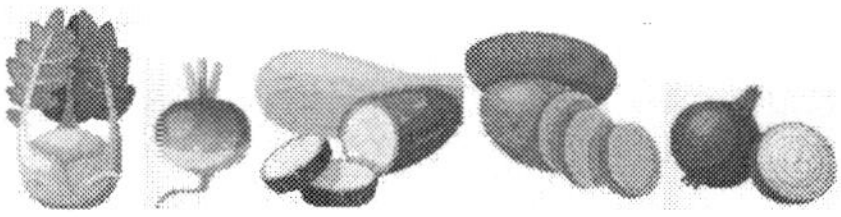

Zucchininudeln mit Tofu und Röstzwiebeln

Zutaten für 2 Personen:
175 g Räuchertofu, in kleine Stücke schneiden
500 g Zucchini, mit dem Spiralschneider zu Spaghetti gedreht
20 g Ingwer, fein gehackt
1 Knoblauchzehe, fein gehackt
2 EL Röstzwiebeln
1 EL Sesam
3 EL Sonnenblumenöl
2 EL Sojasoße
Salz und Pfeffer
1 EL Zitronensaft

Zubereitung:
In einer Pfanne Öl erhitzen und den Knoblauch mit dem Ingwer und Sesam anbraten, den Tofu hinzufügen und mit der Sojasoße abschmecken.

Auf kleinster Stufe warm halten. In einer anderen Pfanne das restliche Öl erhitzen und die Zoodles 3 Minuten dünsten. Den Limettensaft, Salz und Pfeffer hinzufügen und abschmecken. Dann die Tofumischung und die Röstzwiebeln beimischen. Alles gut verrühren und auf Tellern anrichten.

Notizen:

Note:

☆☆☆☆☆

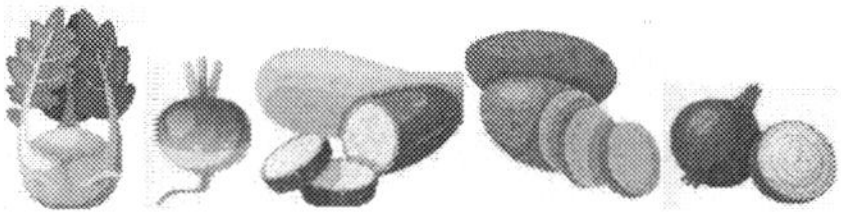

Gemüsenudeln mit Kräutersauce

Zutaten für 2 Personen:
1 Zucchini, mit dem Spiralschneider zu Spaghetti gedreht
150 g Bandnudeln
1 Gurke, mit dem Spiralschneider zu Spaghetti gedreht
1 Möhre, mit dem Spiralschneider zu Spaghetti gedreht
150 ml Sahne
1 Zwiebel, fein gehackt
1 EL Öl
5 schwarze Oliven, geviertelt
Thymian, klein gehackt
1 EL Soßenbinder (hell)
Salz und Pfeffer
Petersilie, klein gehackt

Zubereitung:
Die Bandnudeln nach Packungsanleitung kochen. In einer Pfanne die Zwiebel anbraten, mit der Sahne ablöschen, den Thymian und die Petersilie unterrühren und alles kurz aufkochen lassen.

Den Soßenbinder einrühren bis keine Klümpchen mehr da sind. Die Gemüsenudeln und die Bandnudeln mit der Soße vermischen und als Nester anrichten. Mit den Oliven garnieren und servieren.

Notizen:

Note:

☆☆☆☆☆

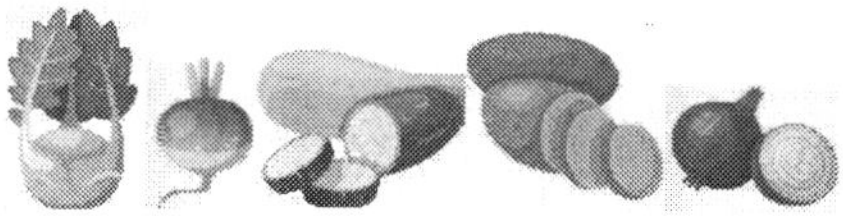

Thainudeln mit Chili

Zutaten für 2 Personen:
1 Möhre, mit dem Spiralschneider zu Spaghetti gedreht
2 Zucchini, mit dem Spiralschneider zu Spaghetti gedreht
4 Frühlingszwiebeln, in Streifen geschnitten
2 Kohlrabi, mit dem Spiralschneider zu Spaghetti gedreht
2 EL Sesam

Für das Dressing:
30 g frischen Ingwer, fein gehackt
1 Chilischote, entkernt und klein gehackt
1 Zitrone, gepresst
1 große Knoblauchzehe, fein gehackt
1 EL Ahornsirup
5 EL Sojasoße

Zubereitung:
In einem Topf die Gemüsenudeln mit Wasser auf schwacher Hitze 5 Minuten köcheln lassen.

Die Zutaten für das Dressing sehr gut vermischen. Die Nudeln auf Tellern anrichten, mit den Frühlingszwiebeln belegen und dem Dressing beträufeln. Zum Schluss die Sesamkörner drüber streuen.

Notizen:

Note:

☆☆☆☆☆

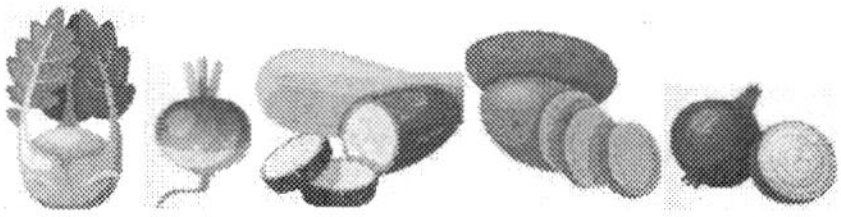

Kohlrabi Spaghetti mit Tomatensoße

Zutaten für 2 Personen:
1 Zwiebel, fein gehackt
2 Kohlrabi, mit dem Spiralschneider zu Spaghetti gedreht
2 EL Tomatenmark
2 Knoblauchzehen, fein gehackt
3 EL Olivenöl
250 g Kirschtomaten, in Stücke geschnitten
n. B. Kurkuma
n. B. Basilikum
n. B. Oregano
Salz und Pfeffer

Zubereitung:
In einem Topf die Kohlrabi Spaghetti in Salzwasser 2 Minuten kochen, dann abgießen und mit 1 EL Olivenöl vermischen. In einer Pfanne das Olivenöl erhitzen und die Zwiebeln und Knoblauch anbraten, den Reissirup und das Tomatenmark einrühren.

Die Tomaten hinzufügen und mit den Gewürzen würzen, für 5 Minuten köcheln lassen und nochmal mit Salz und Pfeffer abschmecken. Die Spaghetti auf Tellern anrichten und mit der Soße servieren.

Notizen:

Note:

☆☆☆☆☆

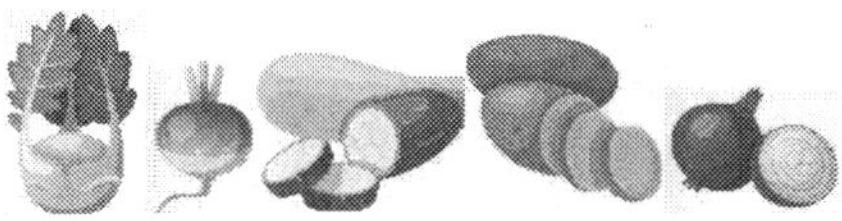

Brokkoli-Sahne-Nudeln

Zutaten für 2 Portionen:
4 EL Mandelblättchen
1 Brokkoli, groß (Röschen trennen und den Strunk mit dem Spiralschneider zu Spaghetti gedreht)
2 EL Butter, 40 ml Schlagsahne
Salz, Pfeffer, Chili, Zucker nach Bedarf

Zubereitung:
Die Butter in einer Pfanne erhitzen und die Mandelblättchen mit den Brokkoli Röschen anbraten. Die Gemüsenudeln dazugeben, gut durchmischen und mit der Sahne ablöschen. Das Ganze kräftig würzen und 5 Minuten köcheln lassen. Auf Tellern anrichten.

Notizen:

Note:

☆☆☆☆☆

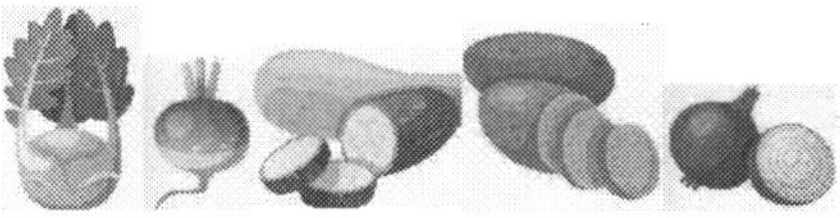

Brokkoli im Sahnehäubchen

Zutaten für 2 Portionen:
1 Brokkoli, Röschen trennen und den Strunk mit dem Spiralschneider zu Spaghetti gedreht
1 EL Mehl, 200 ml Schlagsahne
1 EL Öl, 2 Zehen Knoblauch, fein gehackt
Salz, Pfeffer, Gewürze nach Belieben

Zubereitung:
In einem Topf Salzwasser zum Kochen bringen und erst die Spaghetti für 2 Minuten köcheln lassen, abgießen, dann die Brokkoli Röschen für 5 Minuten köcheln lassen, ebenfalls abgießen. In einer Pfanne das Öl erhitzen und den Knoblauch anbraten. Mit der Schlagsahne ablöschen und das Mehl einrühren, das Ganze kräftig würzen. Die Röschen und die Spaghetti hinzugeben und alles verrühren.

Notizen:

____

____

Note:

☆☆☆☆☆

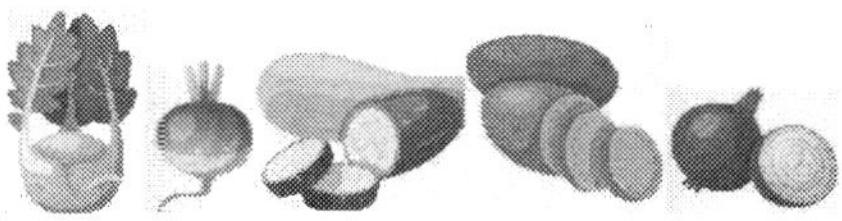

Zucchini-Nudeln überbacken

Zutaten für 1 Portion:
6 Cocktail-Tomaten, halbiert
1 Zucchini, mit dem Spiralschneider zu Spaghetti gedreht
2 EL Olivenöl
4-6 Mozzarella-Kugeln, mini
1 TL Petersilie, gehackt
1 Knoblauchzehe, klein gehackt
Salz, Pfeffer

Zubereitung:
Den Backofen auf 200 Grad vorheizen. In einer kleinen Auflaufform die Zucchini Spaghetti mit 1 EL Olivenöl, Salz und Pfeffer vermischen. Auf einem Backblech die Auflaufform in die Mitte stellen.

Die Cocktailtomaten mit 1 EL Olivenöl und dem Knoblauch mischen und ebenfalls auf das Backblech legen. Im Ofen ca. 5 Minuten backen. Die Auflaufform kurz rausnehmen und mit den Mozzarella Kugeln belegen. Für weitere 7 Minuten im Ofen backen. Auf Tellern anrichten, mit den Tomaten belegen und der Petersilie bestreuen. Sofort genießen!

Notizen:

____

____

____

____

____

____

Note:

☆☆☆☆☆

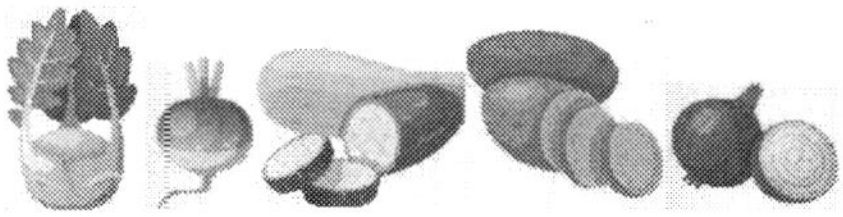

Zucchini-Nudeln mit Parmesan

Zutaten für 2 Portionen:
2-3 Zucchini, mittelgroß (mit dem Spiralschneider zu Spaghetti gedreht)
1 EL Olivenöl
30 g Parmesan, gerieben
Salz, Pfeffer, Chiliflocken
1 Knoblauchzehe, fein gehackt

Zubereitung:
Das Olivenöl in einer Pfanne erhitzen und den Knoblauch anbraten. Die Gemüsenudeln hinzugeben, durchmischen, nach Belieben würzen und 3 Minuten braten lassen. Auf Tellern anrichten und mit dem Parmesan bestreuen.

Notizen:

____

____

____

Note:

☆☆☆☆☆

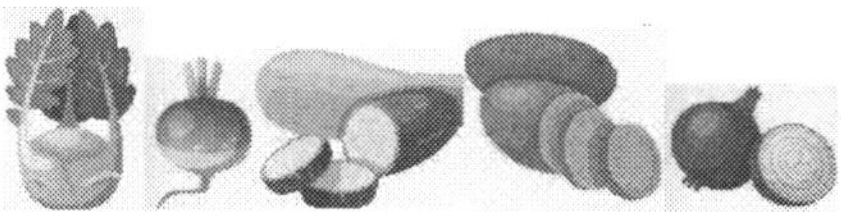

Zucchini-Nudeln „Carbonara“

Zutaten für 2 Portionen:
2 Zwiebel, fein gewürfelt
3 Zucchini, zu Spaghetti gedreht
2 Eier, 100 g Schinken, fein gewürfelt
1/8 l Gemüsebrühe, 4 EL Parmesan, gerieben
Salz, Pfeffer, 2 EL Olivenöl

Zubereitung:
Das Olivenöl in einer Pfanne erhitzen und die Zwiebeln anbraten, den Schinken hinzufügen und ebenfalls anbraten. Mit der Gemüsebrühe ablöschen und die Gemüsenudeln unterrühren. Das Ganze für 5 Minuten köcheln lassen. Die Eier verquirlen, den Parmesan unterrühren und mit Salz und Pfeffer abschmecken. Das Eigemisch zu den Gemüsenudeln geben und stocken lassen. Direkt servieren!

Notizen:

___

___

Note:

☆☆☆☆☆

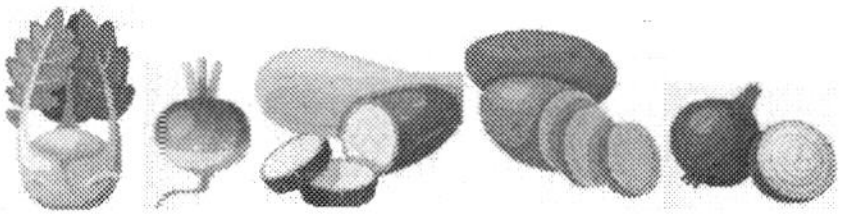

Auflauf mit Gemüse-Nudeln und Hackfleisch

Zutaten für 3 Portionen:
1 Blumenkohl, groß (den Strunk mit dem Spiralschneider zu Spaghetti gedreht)
500 g Hackfleisch, halb und halb
1 Zwiebel, fein gewürfelt
1 Kohlrabi, mit dem Spiralschneider zu Spaghetti gedreht
50 g Parmesan
1 Dose gehackte Tomaten
1/8 l Gemüsebrühe
1 Ei
1 TL Oregano
2 EL Öl
Salz, Pfeffer
1 EL Basilikum, gerebelt

Zubereitung:
Den Backofen auf 180 Grad vorheizen. Ein Backblech mit Backpapier auslegen. Die Röschen vom Blumenkohl darauf verteilen und für 30 Minuten im Backofen backen lassen. Das Öl in einer Pfanne erhitzen und das Hackfleisch anbraten, die Zwiebeln hinzufügen und alles mit der Gemüsebrühe ablöschen. Die Tomaten und die Gewürze beimischen und alles

für 10 Minuten köcheln lassen. Den Blumenkohl aus dem Backofen holen und in einem hohen Gefäß mit dem Ei, der Hälfte des Parmesan und dem Basilikum mit einem Stabmixer verrühren. Mit Salz und Pfeffer abschmecken.
Das Hackfleisch in eine Auflaufform füllen, mit den Gemüsenudeln belegen und dem restlichen Parmesan bestreuen. Im Backofen 20 Minuten backen.

Notizen:

Note:

☆☆☆☆☆

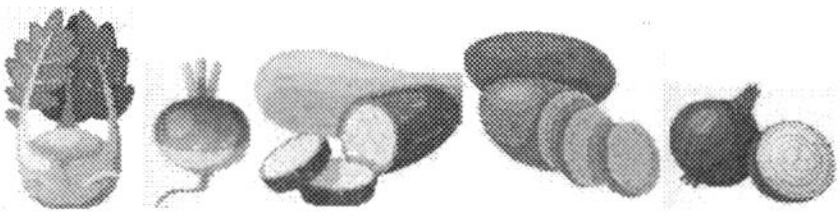

Hähnchen-Pfanne mit Zucchini-Nudeln

Zutaten für 2 Portionen:
2-3 Zucchini, mittelgroß (mit dem Spiralschneider zu Spaghetti gedreht)
500 g Hähnchenbrust, in Stücke geschnitten
250 ml Schlagsahne
200 g getrocknete Tomaten in Öl, in kleine Stücke geschnitten
100 g Parmesan, gerieben
2 Knoblauchzehen, fein gehackt
Basilikum, Chili, Salz, Pfeffer
Etwas Butter

Zubereitung:
In einer Pfanne die Butter erhitzen und das Hähnchenfleisch anbraten. Die Tomaten und den Knoblauch hinzufügen und kurz köcheln lassen.

Mit der Schlagsahne ablöschen und den Parmesan einrühren. Mit den Gewürzen abschmecken und die Gemüsenudeln unterrühren. Nochmal für weitere 5 Minuten köcheln lassen.

Notizen:

Note:

☆☆☆☆☆

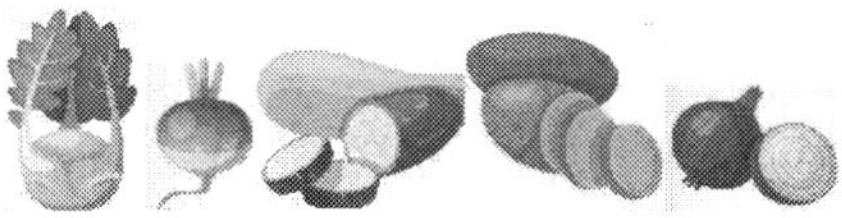

Kürbis-Nudeln „Bolognese“

Zutaten für 2 Portionen:
500 g Rinderhackfleisch
1 Kürbis, entkernt und mit dem Spiralschneider zu Spaghetti gedreht
200 g passierte Tomaten
1 große Zwiebel, fein gewürfelt
1 Knoblauchzehe, fein gehackt
20 g Parmesan, gerieben
3 EL Öl
2 EL Tomatenmark
2 EL Sellerie-Blätter, fein gehackt
2 EL Basilikum, fein gehackt
Salz, Pfeffer, Zucker

Zubereitung:
1 EL Öl in einer Pfanne erhitzen und den Knoblauch und die Zwiebeln anbraten. Das Tomatenmark und die Sellerieblätter hinzugeben. Das Ganze aus der Pfanne nehmen und zur Seite stellen.

In derselben Pfanne das restliche Öl erhitzen und das Hackfleisch scharf anbraten, das Zwiebelgemisch hinzufügen und die passierten Tomaten unterrühren und mit Zucker abschmecken.
In einem Topf Wasser zum Kochen bringen und die Kürbis Spaghetti kurz blanchieren. Abgießen und auf Tellern anrichten, mit der Soße begießen und dem Basilikum bestreuen.

Notizen:

Note:

☆☆☆☆☆

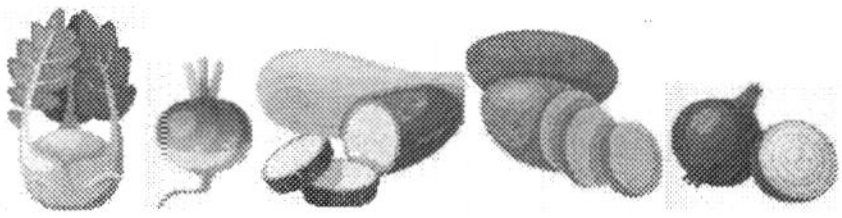

Schweinemedaillons auf Gemüse-Nudeln

Zutaten für 2 Portionen:
1 Rote Beete, mit dem Spiralschneider zu Spaghetti gedreht
300 g Schweinemedaillons, in gleichgroße Teile geschnitten
1 kleine Sellerieknolle, mit dem Spiralschneider zu Spaghetti gedreht
1 Zucchini, mit dem Spiralschneider zu Spaghetti gedreht
200 ml Schlagsahne
1 Zwiebel, fein gehackt
Salz, Pfeffer
1 EL Öl

Zubereitung:
Den Backofen auf 180 Grad vorheizen. Die Gemüsenudeln in eine Auflaufform verteilen, mit Salz und Pfeffer würzen und im Backofen garen. Eine Pfanne mit Öl erhitzen und die Medaillons von beiden Seiten anbraten. Auf den Gemüsenudeln verteilen.

In derselben Pfanne die Zwiebeln anbraten und mit der Sahne ablöschen, kurz aufkochen lassen, mit Salz und Pfeffer abschmecken. Die Auflaufform aus dem Ofen nehmen und mit der Soße verteilen. Sofort servieren und genießen!

Notizen:

Note:

☆☆☆☆☆

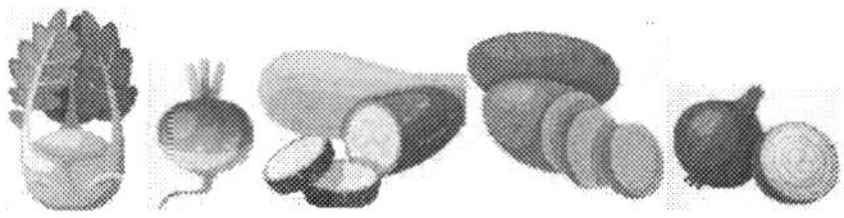

Überbackenes Putenschnitzel auf Zucchini-Nudeln

Zutaten für 2 Portionen:
200 g Gouda, gerieben
2 große Putenschnitzel, flachgeklopft
2 Zucchini, mit dem Spiralschneider zu Spaghetti gedreht
200 g Tomaten, in Scheiben geschnitten
Salz, Pfeffer, Muskat, Paprika
2 EL Olivenöl

Zubereitung:
Den Backofen auf 180 Grad vorheizen. 1 EL in einer Pfanne erhitzen, die Schnitzel mit Paprikapulver, Muskat, Salz und Pfeffer würzen und in der Pfanne von beiden Seiten anbraten. Auf einem mit Backpapier ausgelegten Backblech die Schnitzel geben, mit den Tomatenscheiben und dem Gouda belegen und im Ofen für ca. 10 Minuten backen lassen bis der Käse zerläuft.

Das restliche Öl in der Pfanne erhitzen und die Gemüsenudeln darin für 3 Minuten schwenken, mit Salz und Pfeffer abschmecken. Auf Tellern anrichten und jeweils ein Schnitzel darauflegen.

Notizen:

Note:

☆☆☆☆☆

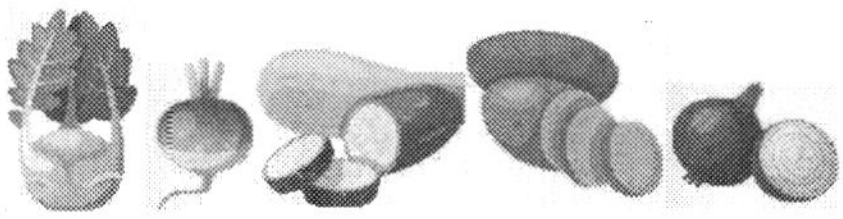

Gefüllte Putenschnitzel mit Sellerie-Nudeln und Blattspinat

Zutaten für 2 Portionen:
2 große Scheiben Schinken, mager
2 große Putenschnitzel, flachgeklopft
1 kleine Sellerieknolle, mit dem Spiralschneider zu Spaghetti gedreht
200 g Blattspinat
1 Zwiebel, fein gehackt
1 Stängel Salbei
3 TL Balsamico-Essig „Crema“, rot
2 EL Olivenöl
Salz, Pfeffer

Zubereitung:
Den Backofen auf 100 Grad vorheizen. 1 EL in einer Pfanne erhitzen, die Schnitzel mit den Salbeiblättern belegen und dem Schinken ummanteln, mit einem Zahnstocher aufspießen und in der Pfanne von beiden Seiten anbraten. Auf einem mit Backpapier ausgelegten Backblech die Schnitzel geben und im Backofen fertig garen.

Mit dem restlichen Öl die Zwiebeln anbraten und den Spinat unterrühren, mit Pfeffer und Salz abschmecken. In einem Topf Salzwasser zum Kochen bringen und die Gemüsenudeln bissfest kochen, abgießen.
Auf Tellern den Spinat, dann die Gemüsenudeln und die Schnitzel darauf geben. Mit der Balsamico Creme beträufeln.

Notizen:

Note:

☆☆☆☆☆

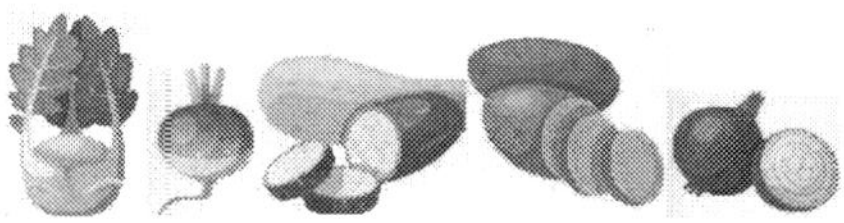

Gefüllte Tomaten überbacken mit Zucchini-Nudeln

Zutaten für 2 Portionen:
3 Zucchini, mit dem Spiralschneider zu Spaghetti gedreht
4 große Tomaten
1 Zwiebel, fein gehackt
6-8 Champignons, in Würfel geschnitten
150 g magerer Schinken, in Streifen geschnitten
150 g Ziegenkäse
Olivenöl, Salz, Pfeffer

Zubereitung:
Den Backofen auf 180 Grad vorheizen. Einen Deckel von den Tomaten abschneiden und die Tomaten aushöhlen. In einer Schüssel die Schinkenstreifen, den zerbröselten Ziegenkäse, die Zwiebeln, die Champignons und das Innere der Tomaten verrühren, mit Salz und Pfeffer würzen.

Das Gemisch in die Tomaten füllen, den Deckel wieder darauf setzen. Die Tomaten in eine Auflaufform setzen im Ofen 20 Minuten backen lassen.
Das Öl in einer Pfanne erhitzen und die Gemüsenudeln darin schwenken, mit Salz und Pfeffer würzen. Auf Tellern erst die Spaghetti, dann die Tomaten anrichten. Sofort genießen.

Notizen:

Note:

☆☆☆☆☆

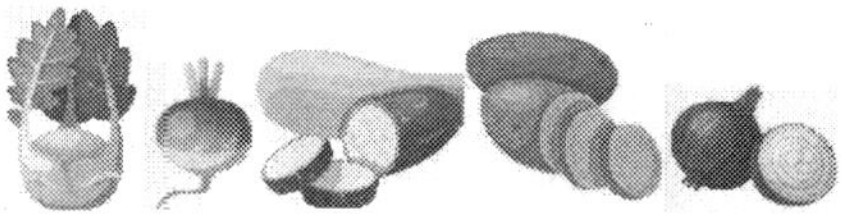

Fischfilet mit Gemüse-Nudeln

Zutaten für 2 Portionen:
2 Zucchini, mit dem Spiralschneider zu Spaghetti gedreht
300 g Fischfilets
6-8 Cocktail-Tomaten, halbiert
1 Brokkoli, die Röschen abtrennen und den Strunk mit dem Spiralschneider zu Spaghetti gedreht
100 ml Schlagsahne
1 große Zwiebel, fein gewürfelt
200 ml Weißwein
50 g Butter
1 EL italienische Kräuter
2 EL Olivenöl
Salz, Pfeffer

Zubereitung:
In einem Topf Salzwasser zum Kochen bringen und die Brokkoli Röschen für 5 Minuten garen.
Das Öl in einer Pfanne erhitzen und die Zwiebeln anbraten, die Brokkoli Röschen und die Cocktailtomaten hinzufügen, mit den Kräutern, Salz und Pfeffer abschmecken.

In einer anderen Pfanne die Butter erhitzen und die Fischfilets von beiden Seiten anbraten, das Tomatengemisch zu dem Fisch hinzufügen und alles mit dem Weißwein und der Schlagsahne ablöschen, die Brokkoli- und Zucchini Spaghetti unterrühren und 5 Minuten köcheln lassen.

Notizen:

Note:

☆☆☆☆☆

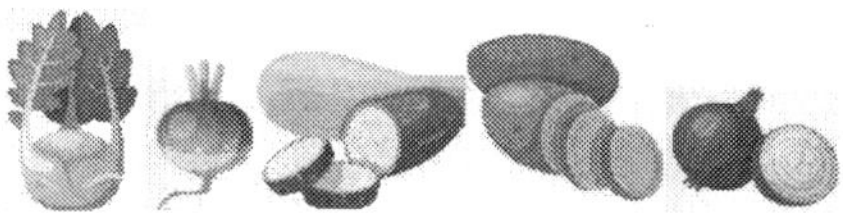

Kürbis-Nudeln mit Lachs und Tomaten

Zutaten für 2 Portionen:
250 g Kürbis, zu Spaghetti gedreht
150 g Lachs, in große Würfel geschnitten
1 rote Zwiebel, in Ringe geschnitten
7 Kirschtomaten, Salz, Pfeffer, Chili
2 EL Öl

Zubereitung:
Das Öl in einer Pfanne erhitzen und den Lachs anbraten, die Gemüsenudeln und die Zwiebelringe hinzufügen, 3 Minuten braten lassen. Die Tomaten unterrühren und kräftig würzen. Auf Tellern anrichten und sofort servieren.

Notizen:

Note:

☆☆☆☆☆

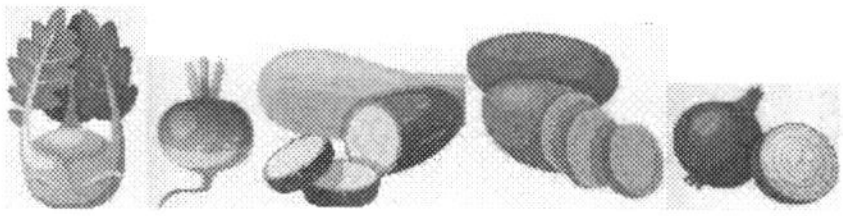

Lachsfilet auf Kohlrabi-Nudeln und Spargel

Zutaten für 2 Portionen:
300 g grüner Spargel, 2 Lachsfilets
2 große Kohlrabi, zu Spaghetti gedreht
Salz, Olivenöl, 1 EL Dill

Zubereitung:
Das Öl in einer Pfanne erhitzen und die Lachsfilets von allen Seiten braten.
Die Spargelenden abschneiden und im Topf mit Wasser 3 Minuten köcheln lassen, die Gemüsenudeln hinzufügen und bissfest garen, abgießen. Erst das Gemüse, dann die Lachsfilets auf Tellern anrichten. Mit Salz würzen und dem Dill garnieren.

Notizen:

Note:

☆☆☆☆☆

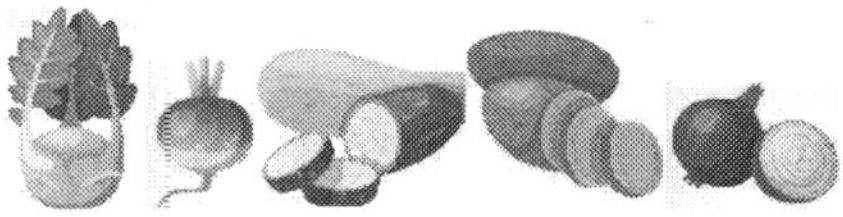

Überbackener Fisch in Brokkoli

Zutaten für 3 Portionen:

1 großer Brokkoli, die Röschen abtrennen und den Strunk mit dem Spiralschneider zu Spaghetti gedreht
3 Fischfilets
200 ml Sauerrahm
80 g Käse, gerieben
2 EL Öl
Saft einer halben Zitrone
Salz, Pfeffer

Zubereitung:

Den Backofen auf 180 Grad vorheizen. In einem Topf Salzwasser zum Kochen bringen und die Brokkoli Röschen für 5 Minuten garen lassen und abgießen. Die Filets mit Zitronensaft beträufeln und mit Salz und Pfeffer würzen.

Das Öl in einer Pfanne erhitzen und die Filets anbraten. In einer Auflaufform den Fisch und darauf die Brokkoli Röschen und die Spaghetti geben. Den Sauerrahm mit dem Käse vermischen, mit Salz und Pfeffer abschmecken und alles über den Brokkoli Auflauf verteilen. Im Backofen 15 Minuten fertig backen.

Notizen:

Note:

☆☆☆☆☆

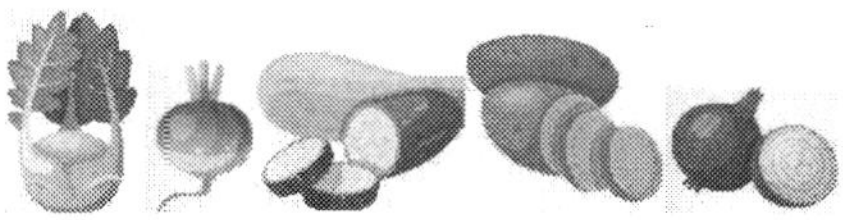

Kabeljau mit Gemüse und Zucchini-Nudeln

Zutaten für 4 Portionen:
1 Zucchini, mit dem Spiralschneider zu Spaghetti gedreht
800 g Kabeljaufilets, in große Würfel geschnitten
1 rote Paprika, in Streifen geschnitten
1 Fenchelknolle, in Scheiben geschnitten
4 schwarze Oliven, in Ringe geschnitten
2 EL Olivenöl
Salz, Pfeffer, grünes Pesto

Zubereitung:
Das Öl in einer Pfanne erhitzen, die Paprika und die Fenchelscheiben anbraten, mit Salz und Pfeffer würzen. Die Fischfilets hinzufügen und ebenfalls anbraten.

Die Zucchininudeln unterrühren, das Pesto in Klecksen in der Pfanne verteilen, die Oliven beimischen und alles zugedeckt 15 Minuten schmoren lassen. Nochmal durchmischen und auf Tellern verteilen.

Notizen:

Note:

☆☆☆☆☆

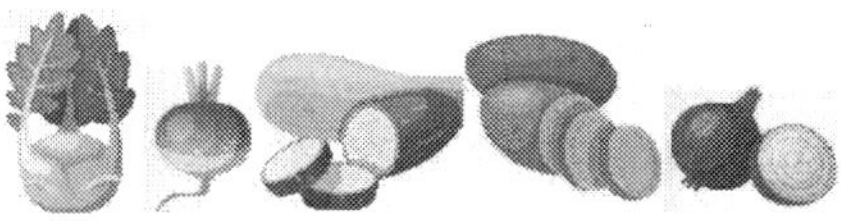

Kokos-Gemüse-Suppe mit Erdnüssen

Zutaten für 2 Portionen:
150 g Kürbis oder Möhren, mit dem Spiralschneider zu Spaghetti gedreht
200 g Zucchini, mit dem Spiralschneider zu Spaghetti gedreht
½ Bund Frühlingszwiebel, in Ringe geschnitten
100 g braune Champignons, putzen und würfeln
200 ml Kokosmilch
½ rote Paprika, in Stücke geschnitten
1 EL Öl
1 TL Curry
1 Knoblauchzehe, fein gehackt
250 ml Gemüsebrühe (möglichst ohne Hefe)
1 TL frisch geriebener Ingwer
1 TL Kurkuma
1 EL Sojasauce
1 TL Sesamöl
½ Stängel Zitronengras
2 EL Erdnüsse, grob gehackt
Meersalz und Pfeffer nach Geschmack
1 EL Mungobohnensprossen

Zubereitung:
In einem großen Topf das Öl erhitzen und den Knoblauch anbraten, die Champignons und die Paprikastücke hinzufügen und kurz mitbraten. Mit der Kokosmilch und der Gemüsebrühe ablöschen. Alle weiteren Zutaten, bis auf die Erdnüsse und Sprossen, unterrühren und ein paar Minuten köcheln lassen. Das Zitronengras entfernen. Die Suppe auf Tellern anrichten und mit den Erdnüssen und Sprossen garnieren.

Notizen:

Note:

☆☆☆☆☆

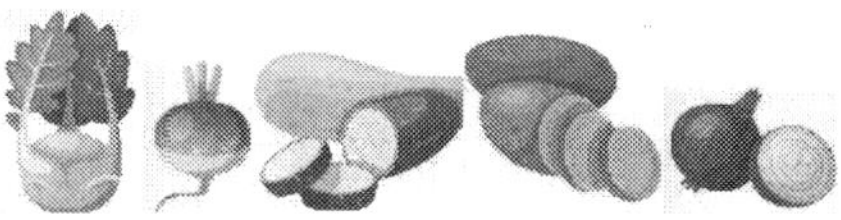

Suppe mit Curry und Linsen

Zutaten für 4 Portionen:
4 EL Joghurt mit 0,1 % Fett
800 ml Gemüsebrühe, 80 g rote Linsen
2 Stangen Staudensellerie, zu Spaghetti gedreht (Staudengrün behalten)
1 Prise Salz und Pfeffer, 4 TL Currypulver

Zubereitung:
In einem Topf die Linsen mit der Gemüsebrühe aufkochen, Curry hinzufügen und 6 Minuten köcheln lassen. Die Spaghetti unterrühren und weitere 3 Minuten kochen lassen. Mit Salz und Pfeffer abschmecken. Das Grün von den Selleriestangen zerhacken. Die Suppe in Teller füllen, mit dem Grün garnieren und einem Klecks Joghurt anrichten.

Notizen:

Note:

☆☆☆☆☆

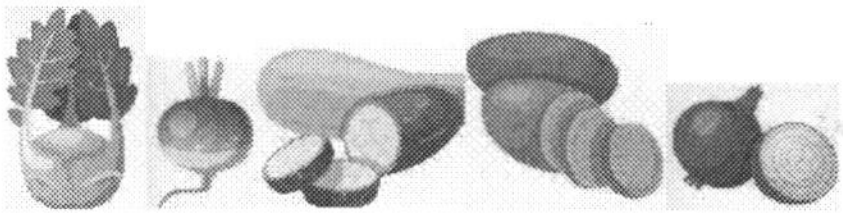

Gurkenspaghetti mit Glasnudeln

Zutaten für 2 Personen:
1 Packung Glasnudeln
1 große Gurke, mit dem Spiralschneider zu Spaghetti gedreht
3 EL Sojasauce, 1 Limette, gepresst
Koriander, Minze, Sesam

Zubereitung:
Nach Packungsanleitung die Glasnudeln kochen und abgießen. Den Limettensaft mit den restlichen Zutaten zu einem Dressing vermengen. Die Glasnudeln mit den Gurkenspaghetti vermischen und dem Dressing anrichten. Kurz abkühlen lassen und anschließend servieren.

Notizen:

____

____

____

Note:

☆☆☆☆☆

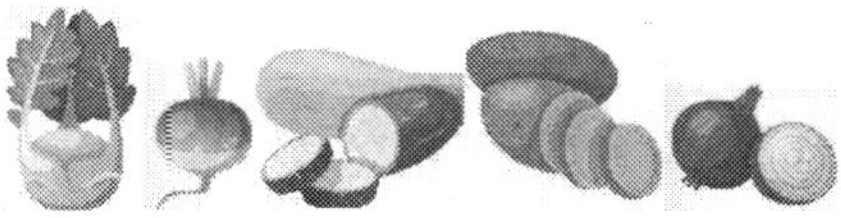

Zucchinispaghetti mit Minze-Pesto und Schafskäse

Zutaten für 4 Personen:
4 große Zucchini, mit dem Spiralschneider zu Spaghetti gedreht
2 Zwiebeln, klein gewürfelt
250g Schafskäse
2 Avocado
4 EL Olivenöl
1 Bund frische Minze, gehackt
2 Knoblauchzehe, fein gehackt
2 Zitronen, ausgepresst
Salz und Pfeffer zum Abschmecken

Zubereitung:
Für das Pesto das Fruchtfleisch der Avocados entnehmen und mit den restlichen Zutaten (außer Zucchinispaghetti und Schafskäse) vermischen.

In einem Topf Wasser erhitzen und die Zucchinispaghetti für 3 Minuten kochen. Abgießen und noch warm mit dem Pesto anrichten. Den Schafskäse zerbröseln und über die Spaghetti geben. Sofort servieren!

Notizen:

Note:

☆☆☆☆☆

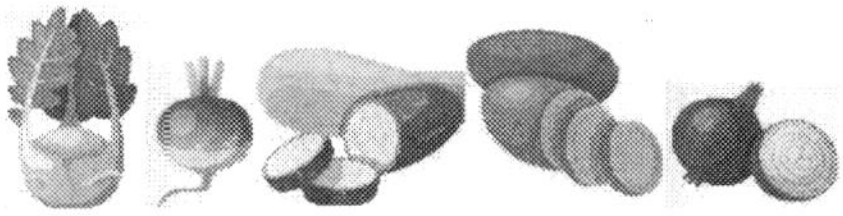

Mediterraner Fetasalat

Zutaten für 4 Portionen:
50g Feta, in kleine Würfel geschnitten
50g schwarze Oliven
2 Salatgurken, mit dem Spiralschneider zu breiten Bändern geschnitten
1 grüne Paprika, in Scheiben geschnitten
8 Cherrytomaten, in Hälften geschnitten
½ rote Zwiebel, in feine Scheiben geschnitten

Für das Dressing:
3 EL Balsamicoessig
4 EL Oliven- oder Rapsöl
1 EL Kapern
1 EL Oregano
Etwas Salz und Pfeffer

Zubereitung:
Vermengen Sie alle Zutaten für den Salat in einer großen Schüssel miteinander. Für das Dressing mischen Sie in einer separaten Schüssel Öl und Essig mit den Kapern und dem Oregano. Schmecken Sie es mit etwas Salz und Pfeffer ab, bevor Sie es über den Salat gießen und diesen anrichten.

Notizen:

____
____
____
____
____
____

Note:

☆☆☆☆☆

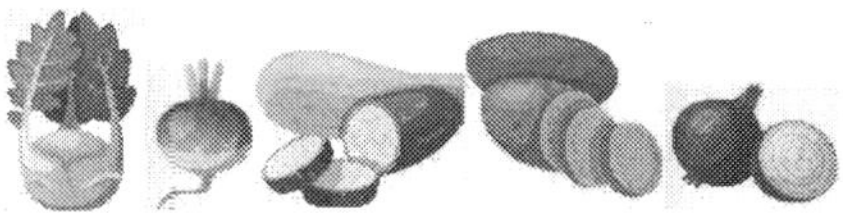

Griechischer Birnen-Rucola-Salat

Zutaten für 4 Portionen:
85g Ziegenkäse oder Schafskäse
2 Birnen, mit dem Spiralschneider zu Spaghetti gedreht
85g Walnüsse
300g Rucola

Für das Dressing:
1 TL Honig
3 TL Balsamico
1 TL Senf
30g griechischer Joghurt (1,5 %)
Etwas Pfeffer und Salz

Zubereitung:
Verrühren Sie zunächst alle Zutaten für das Dressing mit dem Schneebesen in einer Schüssel. Anschließend geben Sie die restlichen Zutaten dazu und vermengen alles gut miteinander. Schmecken Sie den Salat mit etwas Salz und Pfeffer ab und richten Sie ihn auf Tellern an.

Notizen:

Note:

☆☆☆☆☆

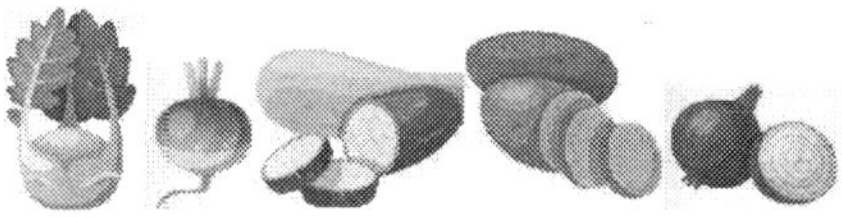

Rohkostsalat mit Äpfeln und Möhren

Zutaten für 4 Portionen:
Saft und Schale einer halben Zitrone
1 Stück Ingwer, ca. 1 cm, gerieben
2 große Äpfel, mit dem Spiralschneider zu dünnen Spaghetti gedreht
4 große Möhren, mit dem Spiralschneider zu dünnen Spaghetti gedreht
2 EL Mandelmus
1 TL Agavendicksaft
4 EL Mandelblättchen
Prise Salz

Zubereitung:
Verrühren Sie zunächst das Mandelmus mit einer guten Prise Salz, dem Agavendicksaft, dem Zitronenabrieb, dem Saft der Zitrone und dem geriebenen Ingwer in einer Schüssel. Geben Sie nun die Apfel- und Möhrenspaghetti hinzu und vermengen Sie diese mit dem Dressing.

Sie können die Mandelblättchen in einer Pfanne ohne Fett kurz anrösten und dem Salat anschließend vorsichtig unterheben. Optional kann der Salat mit 2 EL Rosinen ergänzt werden, für alle die es etwas süßer mögen.

Notizen:

____

____

____

____

____

____

Note:

☆☆☆☆☆

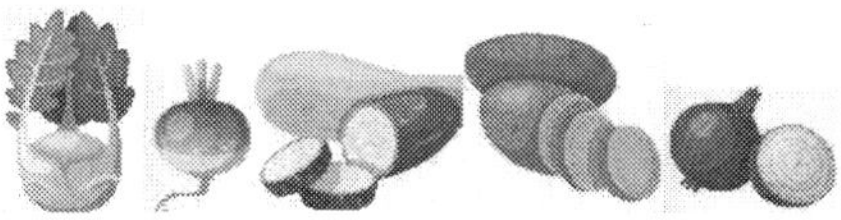

Asiatischer Gurkensalat mit Sesamdressing

Zutaten für 2 Portionen:
4 EL Sesam
1 ½ Gurken, mit dem Spiralschneider zu dünnen Spaghetti gedreht
200g Glasnudeln
1 EL Sriracha-Sauce
½ Bund Minze, fein gehackt
Saft von 1 Limette
4 Zweige Koriander, fein gehackt
9 EL Sojasauce
1 TL Sesamöl
Eine Prise Salz

Zubereitung:
Kochen Sie zunächst die Glasnudeln nach Packungszubereitung und schrecken Sie diese anschließend mit kaltem Wasser ab.

Vermengen Sie nun die Sojasauce mit den gehackten Kräutern, dem Sesamöl, dem Limettensaft und der Srirasauce zu einem Dressing, welches Sie anschließend über die Glasnudeln und die Gurken-Spaghetti geben. Stellen Sie den Salat vor dem Servieren für eine Weile kalt. Bevor Sie ihn anrichten heben Sie noch vorsichtig den Sesam unter.

Notizen:

Note:

☆☆☆☆☆

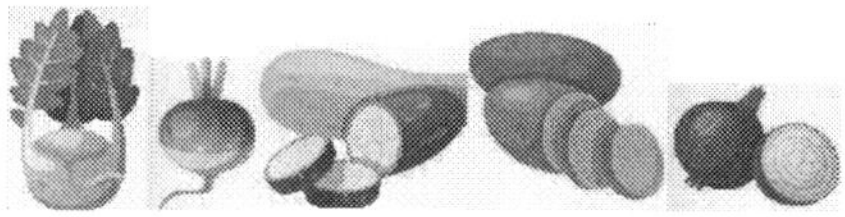

Omas Gurkensalat

Zutaten für 4 Portionen:
150g saure Sahne
50g Crème fraîche
2 Salatgurken, mit dem Spiralschneider zu breiten Bändern geschnitten
1 Bund Dill, fein gehackt
Schale und Saft einer ½ Zitrone
½ TL Pfeffer
1 TL Zucker
1 TL Salz

Zubereitung:
Verrühren Sie zunächst Pfeffer, Salz, Zucker, Saure Sahne, Crème fraîche und den Zitronenabrieb in einer großen Schüssel.

Mischen Sie den Zitronensaft sowie den fein gehackten Dill dem Dressing unter bevor Sie die Gurken-Bänder vorsichtig der Masse unterheben. Dieser Salat eignet sich hervorragend als Beilage zu gebratenem Lachsfilet oder Räucherlachs.

Notizen:

Note:

☆☆☆☆☆

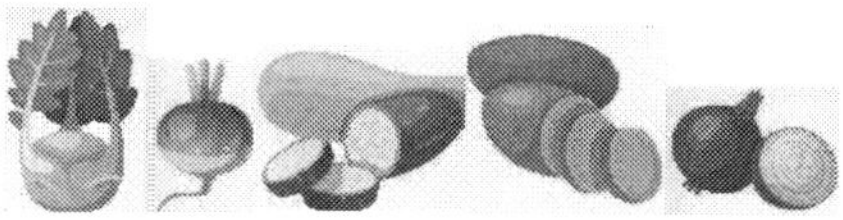

Rüben-Salat mit Cranberrys

Zutaten für 8 Portionen:
3-4 mittelgroße Rüben, mit dem Spiralschneider zu dünnen Spaghetti gedreht
700g Salat
3 ½EL Olivenöl
2 EL Essig
3 Orangen
6 TL Cranberrys (ungesüßt)
85g Mandeln, im Ofen geröstet
¼ l + 6EL Orangensaft
1 EL geriebene Orangenschale (unbehandelt)

Zubereitung:
Bringen Sie in einem kleinen Kochtopf die Cranberrys und ¼ l Orangensaft zum Kochen, während Sie die Mandeln im vorgeheizten Backofen bei 180 Grad Umluft für ca. 8-10 Minuten anrösten. Lassen Sie den Topf etwas auskühlen bevor Sie die Cranberrys durch ein Sieb abgießen.

Für das Dressing mischen Sie nun 3 TL Orangensaft, mit den Orangenschalen, Essig und Öl in einer Schüssel an. Geben Sie die Cranberrys hinzu und schmecken Sie alles mit etwas Salz und Pfeffer ab. Zum Anrichten verteilen Sie zum Schluss die Salatblätter auf Tellern, geben Sie die Rüben-Spaghetti darüber und beträufeln Sie diese mit dem Dressing.

Notizen:

Note:

☆☆☆☆☆

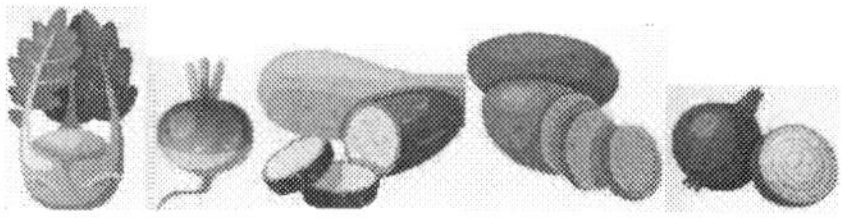

Birnen-Hühnchen-Salat mit gerösteten Cashewnüssen

Zutaten für 2 Portionen:
1 Sellerieknolle, mit dem Spiralschneider zu Spaghetti gedreht
1 große Birne, mit dem Spiralschneider zu Spaghetti gedreht
2 frische Hähnchenbrüste
50g Cashewnüsse (geröstet)
30g Koriander, gehackt
1 TL Olivenöl, zum anbraten
Salz und Pfeffer

Für das Dressing:
½ kleine Jalapeno, in feine Würfel geschnitten
2 TL Honig
3 TL frischer Limettensaft
2 TL Reiswein
1 TL frischer Ingwer, in sehr feine Würfel geschnitten
2 Schalotten, in feine Würfel geschnitten

Zubereitung:
Mischen Sie zuerst für das Dressing Limettensaft, Reiswein und Honig mit den fein gewürfelten Schalotten, Ingwer und Jalapenos in einer kleinen Schüssel. Die Hähnchenbrüste werden anschließend in einer heißen Pfanne von allen Seiten scharf angebraten und mit Salz und Pfeffer abgeschmeckt. Vermengen Sie nun das Dressing mit dem gehackten Koriander, sowie den Birnen- und Selleriespaghetti und richten Sie diese neben dem Hühnchen an. Verteilen Sie zum Schluss die gerösteten Cashewnüsse auf den Tellern.

Notizen:

____

____

____

____

____

____

Note:

☆☆☆☆☆

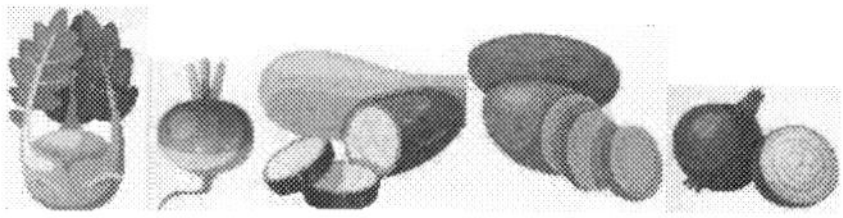

Nussige Möhren-Spaghetti

Zutaten für 2 Portionen:
½ Bund Petersilie, fein gehackt
2 große Karotten, mit dem Spiralschneider zu Spaghetti gedreht
1 TL Walnussöl (oder nach Belieben Sesamöl)
1 TL Sojasoße
1 Stück frischer Ingwer, gepresst oder sehr fein gehackt
2 EL Pinienkerne
2 Knoblauchzehen, gepresst
1 TL Tahini
1 TL Sesam
3 TL Zitronensaft

Zubereitung:
Verrühren Sie als erstes Sojasauce, Knoblauch, Ingwer und Walnussöl mit der Tahinipaste und dem Zitronensaft in einer Salatschüssel zu einer cremigen Soße.

Anschließend geben Sie die Möhren-Spaghetti sowie fein gehackte Petersilie dazu und vermengen alles gut miteinander. Richten Sie die marinierten Spaghetti auf Tellern an und streuen Sie abschließend die gerösteten Pinienkerne und den Sesam darüber.

Notizen:

Note:

☆☆☆☆☆

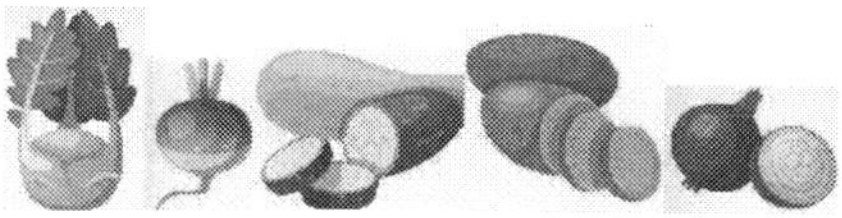

Karibischer Kokos-Gurkensalat

Zutaten für 2 Portionen:
2 TL Sesamöl
1 EL Kokosnuss-Aminos-Sauce
½ TL roter Pfeffer (grob gemahlen) 3 EL Essig
1 Limette
2 mittelgroße Gurken, mit dem Spiralschneider zu Spaghetti gedreht
60g Mandelbutter
Etwas Pfeffer und Salz

Zubereitung:
Zunächst halbieren Sie die Limette und schneiden Sie zwei Scheiben ab, die Sie für die spätere Garnitur bei Seite legen.

Den Saft der restlichen Limette vermischen Sie in einer Schüssel mit Mandelbutter, Kokosnuss-Aminos, Essig und dem roten Pfeffer zu einem Dressing. Mischen Sie die Gurkenspaghetti vorsichtig unter und vermengen Sie alles gut miteinander, bevor Sie den Salat auf Tellern zusammen mit den Limettenscheiben anrichten.

Notizen:

____

____

____

____

____

____

Note:

☆☆☆☆☆

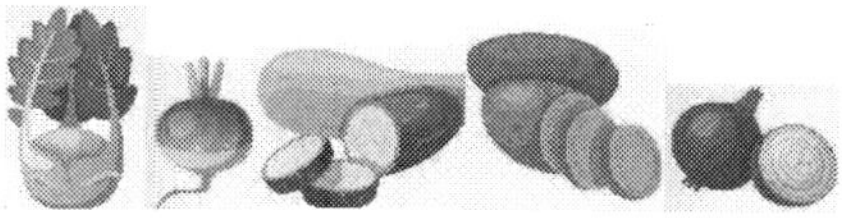

Waldorf-Spaghetti-Salat

Zutaten für 2 Portionen:

2 Äpfel, mit dem Spiralschneider zu Spaghetti gedreht
1 kleine Sellerieknolle, mit dem Spiralschneider zu Spaghetti gedreht
50ml Orangensaft
2 EL Rosinen oder getrocknete Cranberrys
150g Sahnejoghurt
40g Walnüsse, grob gehackt
Etwas Pfeffer und Salz

Zubereitung:

Mischen Sie zunächst ein Dressing aus dem Orangensaft und dem Joghurt an, welches Sie mit Pfeffer und Salz abschmecken. Sellerie, Äpfel, Walnüsse und Rosinen vermengen Sie anschließend in einer Salatschüssel miteinander.

Geben Sie das Dressing darüber und stellen Sie den Salat vor dem Servieren für ca. eine Stunde in den Kühlschrank. Nochmals gut durchmischen und servieren.

Notizen:

Note:

☆☆☆☆☆

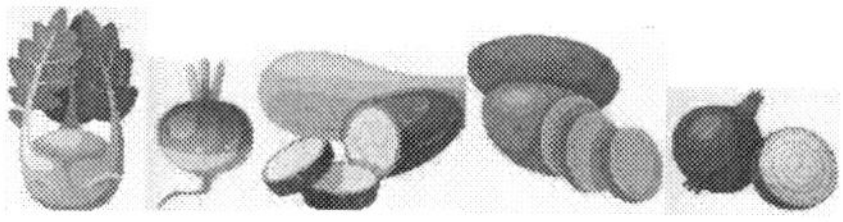

Knackige Sommerrollen

Zutaten für 10 Rollen:
½ Kopf Eisbergsalat, fein geschnitten
1 Zucchini, mit dem Spiralschneider zu Spaghetti gedreht
1 EL Fischsauce
1 TL Ingwer, sehr fein gehackt
1 Msp. Chili, gemahlen
1 kleine Knoblauchzehe, fein gehackt
1 TL Kokosöl
1 EL Zucker
1 Karotte, mit dem Spiralschneider zu Spaghetti gedreht
10 Blätter Reispapier (22cm)
100 g Glasnudeln
1 Mango, in dünne Streifen geschnitten
300g (geräucherter) Tofu, in Würfel geschnitten
50g Erdnüsse
2 EL Reisessig
2 EL Wasser

Zubereitung:
Zunächst kochen Sie die Glasnudeln nach Packungsangabe und schrecken diese unter kalten Wasser ab.

Braten Sie den Tofu in einem TL Kokosöl goldbraun an und befeuchten Sie anschließend das Reispapier mit etwas Wasser, sodass Sie es formen können. Nun können Sie die Rollen mit den Gemüsespaghetti und den Glasnudeln, dem gewürfelten Tofu, Mangostreifen, Eisbergsalat und optional mit einigen Erdnüssen füllen. Auch frische Avocado lässt sich zur Füllung sehr gut ergänzen. Für Ihren Dip vermengen Sie einfach Wasser, Ingwer, Chili, Fischsauce und Reisessig mit dem Zucker und dem Knoblauch in einer kleinen Schüssel.

Notizen:

Note:

☆☆☆☆☆

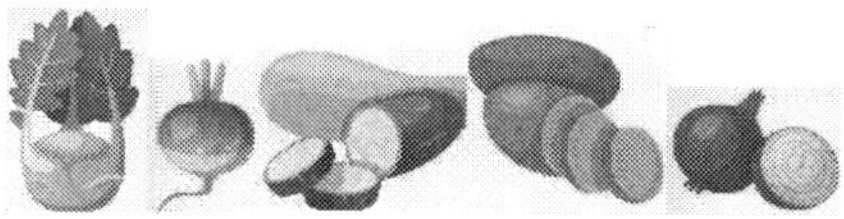

Fruchtiges Curryhühnchen mit Zucchininudeln

Zutaten für 2 Portionen:
1 Dose Kokosmilch
1 Dose Pfirsiche
500 g Hähnchenbrust, in mundgerechte Stücke geschnitten
2 Zucchini, mit dem Spiralschneider zu Bändern gedreht
2 EL Kokosöl
1 Zwiebel, fein gehackt
Curry
Kurkuma
Salz und Pfeffer

Zubereitung:
Braten Sie zunächst die Hähnchenbrust mit den fein gehackten Zwiebeln in heißem Öl an. Geben Sie anschließend die Kokosmilch und die Pfirsiche hinzu und würzen Sie nach Belieben mit Curry und Kurkuma bis Sie eine kräftige gelbe Farbe erhalten.

Vermengen Sie alles gut miteinander und schmecken Sie mit Pfeffer und Salz ab. Nun werden die Zucchininudeln in der Soße geschwenkt. Lassen Sie diese kurz ziehen, so dass sie beim Servieren noch warm und bissfest sind.

Notizen:

Note:

☆☆☆☆☆

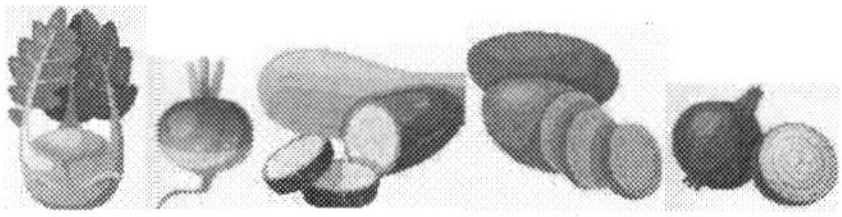

Cremige Spargel-Spaghetti mit Bärlauchpesto

Zutaten für 2 Personen:
25 g Pinienkerne
25 g Parmesan
1 EL Butterschmalz
200 g frischen Spargel, roh und mit dem Spiralschneider zu Spaghetti gedreht
½ Bund Bärlauch
2 EL Frischkäse
1 EL Olivenöl
Pfeffer und Salz nach Belieben

Zubereitung:
Wenden Sie die Spargel-Spaghetti für ca. 3 Minuten in einer heißen Pfanne mit Butterschmalz, bis sie weich aber noch bissfest sind. Anschließend geben Sie den Frischkäse mit in die Pfanne und mixen für das Pesto den Bärlauch mit den Pinienkernen und dem Öl.

Richten Sie die Spaghetti auf Tellern an und geben Sie das Pesto darüber. Vor dem Servieren streuen Sie noch etwas frisch geriebenen Parmesan darüber.

Notizen:

Note:

☆☆☆☆☆

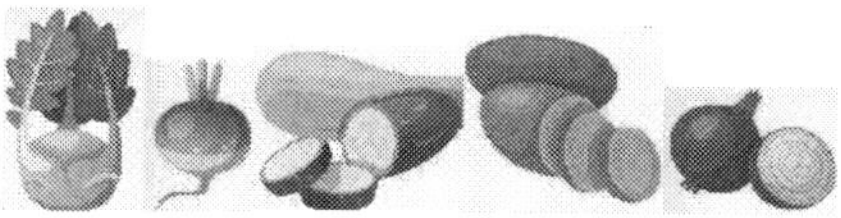

Knusprige Fischtaler mit Gurkenbandnudeln

Zutaten für 2 Personen:
½ Bund Dill, fein gehackt
½ Bund Basilikum, fein gehackt
100 g Frischkäse
2 EL Butterschmalz
100 g geräucherter Fisch (z.B. Forelle)
20 g Parmesan
1 EL Zitronensaft
2 EL Olivenöl
1 große Salatgurke, mit dem Spiralschneider zu Bändern gedreht
1 Ei
Pfeffer und Salz, sowie Paprikapulver nach Bedarf

Zubereitung:
Marinieren Sie zunächst den Fisch in dem Olivenöl zusammen mit den frisch gehackten Kräutern. Anschließend vermengen Sie diesen mit Frischkäse, Ei und Parmesan zu einer gleichmäßigen Mouse, welche Sie dann noch etwas ruhen lassen.

Mit etwas Geschick und zwei Esslöffeln lassen Sich daraus Taler formen, die Sie nun in heißem Butterschmalz in einer Pfanne ausbacken können. Die Gurkennudeln richten Sie auf Tellern an und beträufeln diese mit etwas Olivenöl und Zitronensaft. Geben Sie die noch warmen Fischtaler darauf und garnieren Sie das Ganze mit etwas frischem Dill.

Notizen:

Note:

☆☆☆☆☆

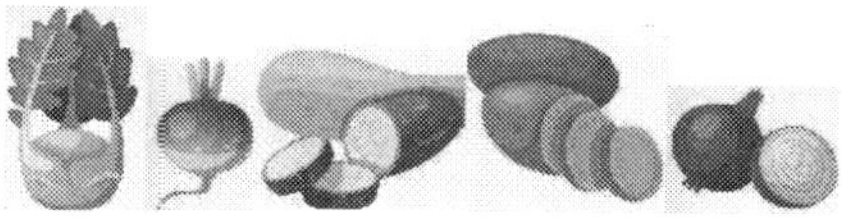

Zucchini-Nester mit Ei

Zutaten für 2 Personen:
45 g geriebener Parmesan
4 Scheiben roher Bacon, in Streifen geschnitten
4 Eier
2 Zucchini, mit dem Spiralschneider zu Spaghetti gedreht
Etwas Pfeffer und Salz

Zubereitung:
Braten Sie zunächst den Speck in einer Pfanne an und geben Sie dann die Zucchininudeln mit etwas Pfeffer und Salz hinzu. Formen Sie daraus in der Pfanne kleine Nester, in welchen Sie eine kleine Mulde für die Eier auslassen.

Geben Sie die rohen Eier vorsichtig in die Vertiefung und bestreuen Sie die Nester mit dem Parmesan. Bei mittlerer Hitze lassen Sie die Nester bei zugedeckter Pfanne für ca. zwei bis drei Minuten braten bis die Eier fest und der Boden knusprig ist.

Notizen:

Note:

☆☆☆☆☆

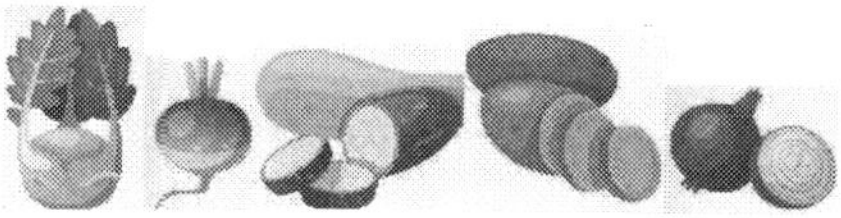

Zucchinispirellis mit frischen Shrimps

Zutaten für 2 Personen:
50 ml trockener Weißwein 2 Zucchini, mit dem Spiralschneider zu Spaghetti gedreht
1 Knoblauchzehe, sehr fein gehackt
2 EL Olivenöl
2 EL Zitronensaft
250 g frische Shrimps
Pfeffer und Salz

Zubereitung:
Braten Sie in einer Pfanne mit heißem Olivenöl zunächst die Shrimps mit dem Knoblauch an und geben Sie etwas Salz hinzu. Die Zucchininudeln können Sie parallel in einem Sud aus Zitronensaft und dem Weißwein kochen, achten Sie jedoch auf die relativ kurze Garzeit.

Nach ca. 2 Minuten sollten sie bissfest sein, und Sie können die Nudeln mit den Shrimps vermengen und anschließend anrichten.

Notizen:

Note:

☆☆☆☆☆

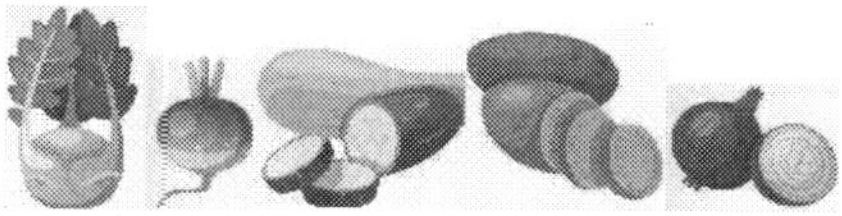

Asiatische Rinderpfanne

Zutaten für 2 Personen:
1 Möhre, mit dem Spiralschneider zu Spaghetti gedreht
450 g Rindersteak, in dünne Streifen geschnitten
2 große Zucchini, mit dem Spiralschneider zu Spaghetti gedreht
3 Tassen Spinat
½ Chilischote, sehr fein gehackt
2 EL Honig
2 EL Apfelessig
2 TL geriebener Ingwer
1 Zwiebel, in Ringe geschnitten
2 Knoblauchzehen, fein gehackt
3 EL Sesamöl
1 Tasse Shitakepilze
Etwas Salz

Zubereitung:
Marinieren Sie zunächst das Fleisch für mindestens sechs Stunden im Kühlschrank in einer Soße aus 1 EL Sesamöl, Ingwer, Apfelessig, der Chilischote und dem Knoblauch.

Für die Zubereitung geben Sie dann die Gemüsenudeln zunächst mit etwas Salz bestreut auf ein Backblech um die Feuchtigkeit aus ihnen herauszuziehen. Währenddessen braten Sie das Fleisch in dem restlichen Sesamöl scharf an und geben anschließend die restlichen Zutaten mit in die Pfanne. Garen Sie alles für ca. 8-10 Minuten bis das Gemüse bissfest ist.

Notizen:

Note:

☆☆☆☆☆

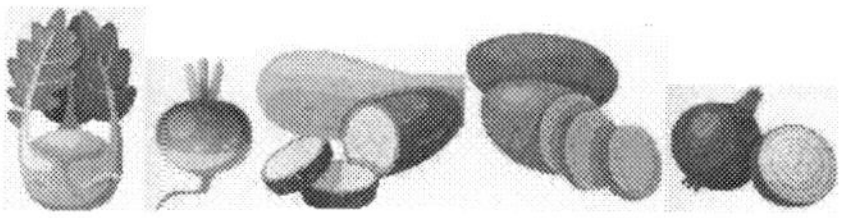

Zoodles á la Lachs-Carbonara

Zutaten für 2 Personen:
200 g Räucherlachs, in kleine Würfel geschnitten
2 Zucchini, mit dem Spiralschneider zu Spaghetti gedreht
frische Petersilie, gehackt
1 EL Kokosöl
1 Schalotte, fein gehackt
200 ml Kokosmilch
Etwas Pfeffer und Salz

Zubereitung:
Zunächst dünsten Sie den Räucherlachs mit der Schalotte in einer Pfanne mit heißem Kokosöl an. Löschen Sie nach ca. 2 Minuten mit der Kokosmilch ab. Je nach gewünschter Konsistenz können Sie die Soße mit etwas Soßenbinder andicken.

Nun fügen Sie die Zucchinispaghetti hinzu, vermengen alles gut miteinander und schmecken mit Salz und Pfeffer ab. Vor dem Servieren bestreuen Sie das Ganze mit der frisch gehackten Petersilie.

Notizen:

Note:

☆☆☆☆☆

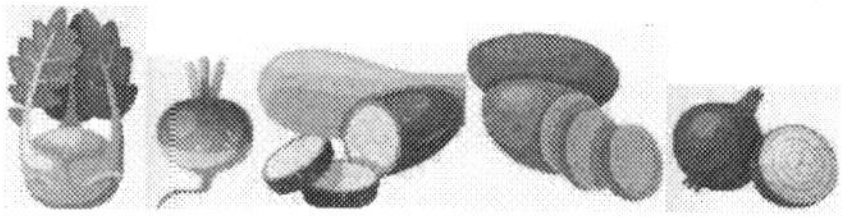

Kürbis-Apfel-Auflauf

Zutaten für 2 Personen:
3 EL Apfelessig
Bündel frischer Rosmarin, gehackt
6 EL Olivenöl
2 Stangen Lauch, in feine Streifen geschnitten
4 Äpfel, mit dem Spiralschneider zu Nudeln gedreht
½ Kürbis (Butternut), in feine Streifen geschnitten
Pfeffer und Salz

Zubereitung:
Vermischen Sie als erstes den gehackten Rosmarin mit dem Essig, dem Olivenöl und einer guten Prise Pfeffer und Salz.

Die Apfelnudeln werden mit dem restlichen Gemüse in einer Auflaufform geschichtet und anschließend mit der Marinade übergossen. Bei ca. 180 Grad im vorgeheizten Backofen, können Sie nach ca. 30 Minuten Garzeit anrichten.

Notizen:

____

____

____

____

____

____

Note:

☆☆☆☆☆

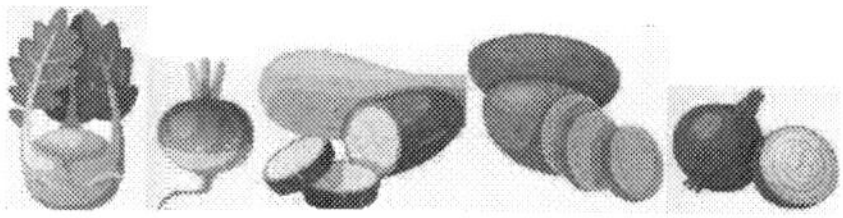

Fruchtiger Brokkoli-Salat mit Sesamdressing

Zutaten für 2 Personen:
2 EL Apfelessig
3 EL Olivenöl
3 EL Sesam
4 große Möhren, mit dem Spiralschneider zu Nudeln gedreht
1 Orange, in kleine Stücke geschnitten
1 großer Brokkoli, in kleinen Röschen bissfest gegart
Eisbergsalat, in Streifen geschnitten
Frischer Thymian
1 Knoblauchzehe, gepresst
Pfeffer und Salz

Zubereitung:
Vermischen Sie zunächst den Brokkoli mit den Möhrennudeln und den Orangenstücken, von denen Sie allerdings ca. 3 EL aufheben.

Für das Dressing nehmen Sie nun den Saft der verbleibenden Orangenstücke und vermengen ihn mit den restlichen Zutaten. Richten Sie das Gemüse auf einem Teller an und geben Sie das Dressing darüber.

Notizen:

Note:

☆☆☆☆☆

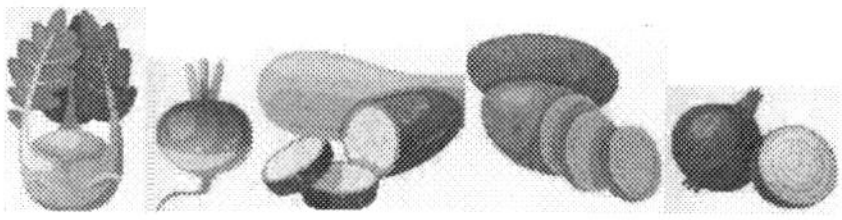

Kürbis-Spaghetti á la Bolognese

Zutaten für 2 Personen:

400 g Champignons, in dünne Scheiben geschnitten
500 g Tomaten, gewürfelt
500 g Rinderhack
200 ml passierte Tomaten
1 Gemüsezwiebel, in feine Würfel geschnitten
1 Butternutkürbis, mit dem Spiralschneider zu Spaghetti gedreht
3 Knoblauchzehen, fein gehackt
3 EL Rosmarin
2 EL Balsamico Essig
1 TL Ingwerpulver
2 EL Kokosöl
Thymian
3 EL Basilikum
Chilipulver
etwas frischer Oregano
Pfeffer und Salz

Zubereitung:
Braten Sie zunächst das Rinderhack zusammen mit dem Knoblauch und der Zwiebel in einer heißen Pfanne scharf an. Geben Sie nun die Tomaten und alle restlichen Gewürze mit in die Pfanne und lassen Sie die Soße kurz aufkochen. Anschließend geben Sie erst die Champignons und zu guter Letzt die Kürbis-Spaghetti hinzu. Vor dem Servieren lassen Sie alles nochmals gut ziehen und richten die Spaghetti mit frischem Oregano an.

Notizen:

Note:

☆☆☆☆☆

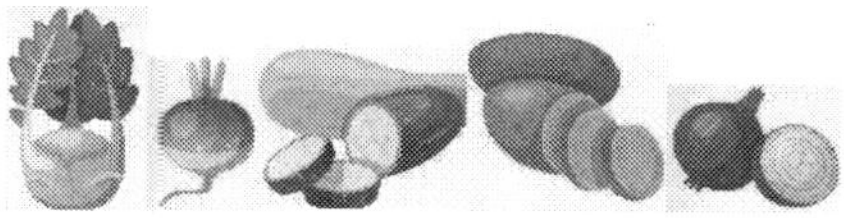

Feurige Curry-Linsensuppe

Zutaten für 8 Portionen:
150 g grüne Linsen, eingeweicht
1,3 l Wasser
2 große Stangen Lauch (ohne grün!), in Ringe geschnitten
5 Knoblauchzehen, fein gehackt
2 EL Curry-Pulver
¼ TL Ingwer, frisch gerieben oder Pulver
1 EL Olivenöl
3 große Möhren, durch den Spiralschneider gedreht
1 Zwiebel, grob gehackt
1 TL Kreuzkümmel

Zubereitung:
Nehmen Sie einen großen Suppentopf zur Hand in welchem Sie die Zwiebeln mit etwas Olivenöl andünsten. Anschließend geben Sie den Lauch und die Möhren-Nudeln hinzu. Geben Sie nun alle Gewürze hinzu und rühren Sie gut um.

Nach wenigen Minuten ist das Gemüse weich, sodass Sie die Linsen und das Wasser hinzufügen können. Lassen Sie den abgedeckten Topf für 10-15 Minuten bei mittlerer Hitze köcheln. Die Garzeit kann sich nach den Linsen richten, wenn diese die gewünschte Konsistenz haben ist die Suppe fertig.

Notizen:

____

____

____

____

____

____

Note:

☆☆☆☆☆

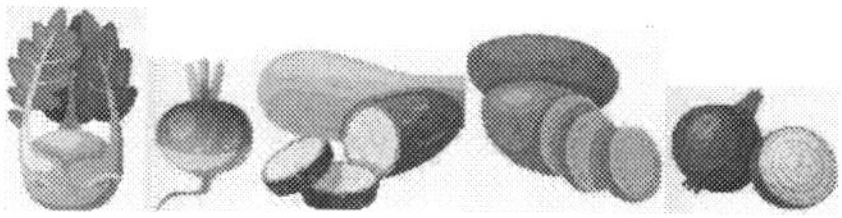

Kürbis-Minestrone

Zutaten für 6 Portionen:
150 g Kürbis (Butternut), im Spiralschneider geschnitten
1 Gemüsezwiebel, fein gehackt
400 g Cannellini-Bohnen
3 große Knoblauchzehen, sehr fein gehackt
2 TL Italienische Kräutermischung
150 g Grünkohl, fein geschnitten
2 große Karotten, in Scheiben geschnitten
900 ml Hühnerbrühe
700 g gewürfelte Tomaten
2 Stangen Sellerie, fein gewürfelt
Gehobelter Parmesan

Zubereitung:
Vermengen Sie zunächst in einem Kochtopf die Tomaten mit Knoblauch, Sellerie, Zwiebeln und Karotten und rühren Sie die Italienischen Kräuter unter. Geben Sie nach und nach die Hühnerbrühe hinzu und lassen Sie alles gut aufköcheln.

Anschließend geben Sie Bohnen und Grünkohl in den Topf und lassen alles nochmals aufkochen, bis der Grünkohl zerfällt. Geben Sie zu guter Letzt die Kürbis-Nudeln für weitere 2-3 Minuten in den heißen Topf. Streuen Sie vor dem Servieren etwas Parmesan über die Teller.

Notizen:

Note:

☆☆☆☆☆

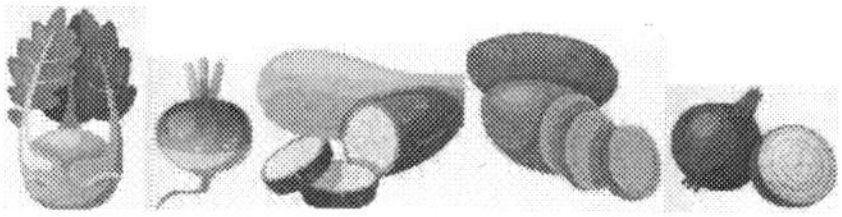

Orientalische Zoodle-Suppe

Zutaten für 4 Portionen:
2 L Gemüsebrühe
1 EL frischer Zitronensaft
1 große rote Zwiebel, fein gehackt
2 EL Tomatenmark
2 EL Chilisoße 450 g Mangold, grob gehackt
300 g Zucchini, im Spiralschneider geschnitten
3 große Knoblauchzehen, sehr fein gehackt
4 EL Olivenöl

Zubereitung:
Bringen Sie die Brühe in einem großen Topf zum Kochen und fügen Sie zunächst den Mangold hinzu.

Anschließend geben Sie Zwiebel, Knoblauch, Öl, Tomatenmark und Paprika dazu und lassen den Sud etwas reduzieren. Nach ca. 10 Minuten können Sie die Zucchini-Nudeln in den Topf geben. Lassen Sie diese ca. 1 Minute ziehen bevor Sie die Suppe heiß servieren.

Notizen:

Note:

☆☆☆☆☆

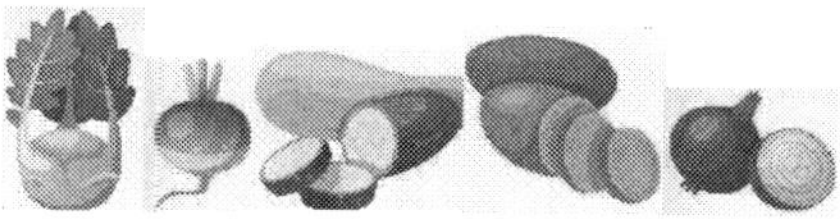

Kürbis-Suppe aus 1001 Nacht

Zutaten für 6 Portionen:
800 g Dose Kürbispüree
¼ TL Cayenne Pfeffer
¼ TL Ingwerpulver
2 EL Olivenöl
1 EL brauner Zucker
Ca. 600 g Butternutkürbis, im Spiralschneider geschnitten
2 TL Salbei, bevorzugt frisch und fein gehackt
1 TL Zimt
1 L Gemüsebrühe
1 Gemüsezwiebel, fein gewürfelt
1/8 TL Muskatnuss

Zubereitung:
Braten Sie zuerst die Zwiebeln in einem großen Suppentopf glasig an und fügen Sie die Gewürze hinzu.

Zusammen mit der Brühe und dem Kürbispüree lassen Sie die Suppe etwas ein reduzieren. Zum Schluss geben Sie die Kürbis-Nudeln hinzu und lassen diese für ca. 3 Minuten mitköcheln, bevor Sie servieren können.

Notizen:

Note:

☆☆☆☆☆

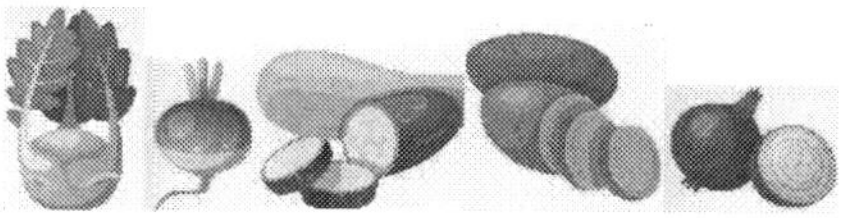

Salsiccia con Zoodles

Zutaten für 8 Portionen:
450 g Salsiccia (o.ä. pikante Bratwurst nach Wahl), zerbröselt
150 g Zucchini, im Spiralschneider geschnitten
250 ml Wasser
900 ml Hühnerbrühe
4 Möhren, in feine Scheiben geschnitten
4 Knoblauchzehen, gepresst
1 Gemüsezwiebel, fein gewürfelt
400 g Dose gewürfelte Tomaten
400 g Dose Kidneybohnen
1 Dose weiße Bohnen
450 g Tomatensoße
1 EL Italienische Kräutermischung

Zubereitung:
Braten Sie zunächst die Wurstbrösel in einem Topf mit heißem Öl an. Lassen Sie das überschüssige Fett abtropfen und fügen Sie dann Zwiebeln, Knoblauch, Olivenöl und die Möhren hinzu.

Nach ca. 5 Minuten sollte das Gemüse weich gekocht sein und Sie können Wasser, Brühe, Tomatenstücke und -Soße, sowie die Kräutermischung einrühren. Lassen Sie die Bohnen für 3 Minuten mit köcheln, bevor Sie zum Schluss die Zucchini-Nudeln unterheben. Diese sollten noch 1-2 Minuten ziehen bevor Sie servieren können.

Notizen:

Note:

☆☆☆☆☆

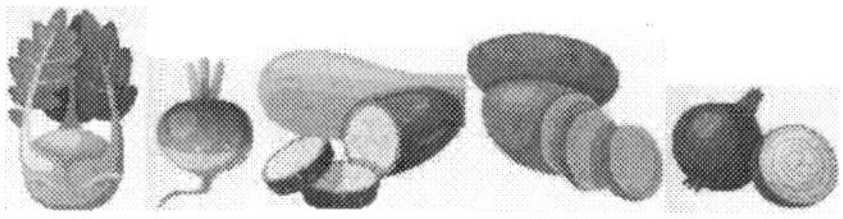

Rote Beete-Nester

Zutaten für 2 Portionen:
4 EL Olivenöl
3 Knollen Rote Beete (etwa 225 g), im Spiralschneider zu Bändern gedreht
1 große Knoblauchzehe, sehr fein gehackt
2 TL frischer Rosmarin, gehackt
2 EL Balsamico-Essig
Salz und Pfeffer nach Belieben

Zubereitung:
Vermischen Sie einfach Olivenöl und Balsamico mit Rosamarin und Knoblauch und geben Sie dieses Dressing über die Rote Beete.

Anschließend gut vermengen und mit etwas Salz und Pfeffer abschmecken. Richten Sie Sie die Rote Beete mithilfe einer Gabel an und drehen Sie diese zu Nestern.

Notizen:

Note:

☆☆☆☆☆

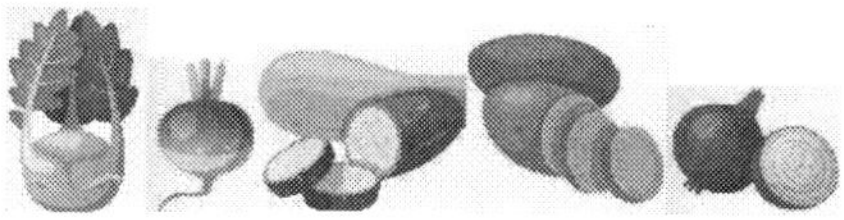

Zoodle-Salat nach Griechischer Art

Zutaten für 4 Portionen:
4-5 Zucchini, mit dem Spiralschneider zu Bändern gedreht
100 g Schwarze Oliven, entkernt
100 ml Olivenöl
100 ml roter Weinessig 1 Bund Frühlingszwiebeln, in feine Scheiben geschnitten
1 1/2 TL Oregano
½ TL schwarzer Pfeffer
2 TL Basilikum
120 g Peperoni, in dünne Scheiben geschnitten
150 g Fetakäse, zerbröselt
300 g Kirschtomaten, halbiert
500 g Champignons, in Scheiben geschnitten
2 große Knoblauchzehen, sehr fein gehackt
1 rote Paprikaschote, in Scheiben geschnitten

Zubereitung:
Wenn Sie Ihren Zoodle-Salat lieber etwas weicher mögen, blanchieren Sie zunächst die Zucchini-Bänder in kochendem Salzwasser.

Anschließend vermengen Sie alle restlichen Zutaten in einer Salatschüssel und heben dann die Zoodles vorsichtig unter. Lassen Sie den Salat im Kühlschrank für einige Stunden gut durchziehen bevor Sie ihn servieren.

Notizen:

Note:

☆☆☆☆☆

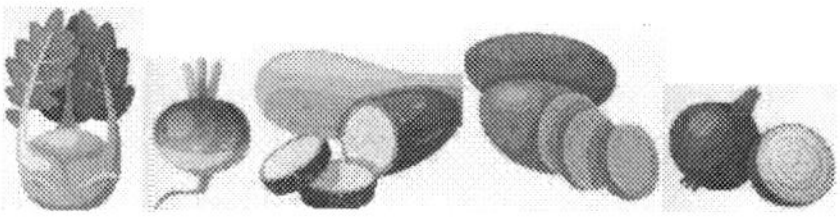

Cremiger Topinambur-Salat mit Möhren-Spaghetti

Zutaten für 4 Portionen:

¼ TL schwarzer Pfeffer, aus der Mühle
1 TL Senf
2 TL Weißweinessig
2 EL Sauerrahm
2 EL Griechischer Joghurt
250 g Topinambur, geschält und in feine Stifte geschnitten
1 große Möhre, im Spiralschneider zu Spaghetti gedreht
Etwas frische Petersilie

Zubereitung:

Für das Dressing vermengen Sie einfach Essig, Senf, Joghurt und die Saure Sahne mit dem Pfeffer und geben es über das Gemüse.

Alles gut vermischen und bis zum Servieren kühl stellen. Garnieren Sie die Teller mit frischer Petersilie und mahlen Sie noch etwas frischen Pfeffer über den Salat.

Notizen:

Note:

☆☆☆☆☆

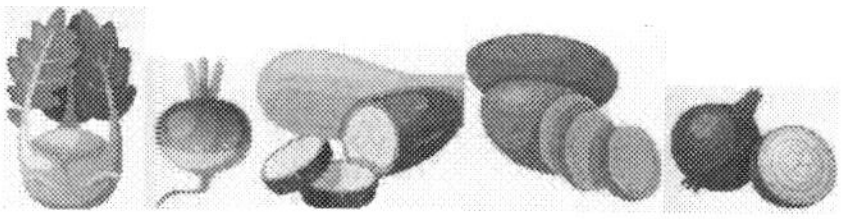

Mediterraner Zoodle-Salat mit Hühnchen

Zutaten für 4 Portionen:
3 hart gekochte Eier, fein gewürfelt
3 EL Olivenöl
1 Rote Zwiebel, fein gewürfelt
½ TL Rosmarin, getrocknet
2 Knoblauchzehen, gepresst
4-5 Zucchini, im Spiralschneider zu Bändern gedreht
450 g gekochte Hühnerbrust, in mundgerechte Stücke geschnitten
1 TL Basilikum
Saft einer halben Zitrone
Schwarze Oliven, in Scheiben geschnitten

Zubereitung:
Vermischen Sie zunächst Ei, Zwiebeln, Hühnchenbrust und die Zucchini-Nudeln in einer Salatschüssel.

Alle restlichen Zutaten rühren Sie anschließend mit einem Schneebesen an und geben dieses Dressing über Hühnchen und Zoodles. Vor dem Servieren garnieren Sie den Salat mit den Olivenscheiben.

Notizen:

____

____

____

____

____

____

Note:

☆☆☆☆☆

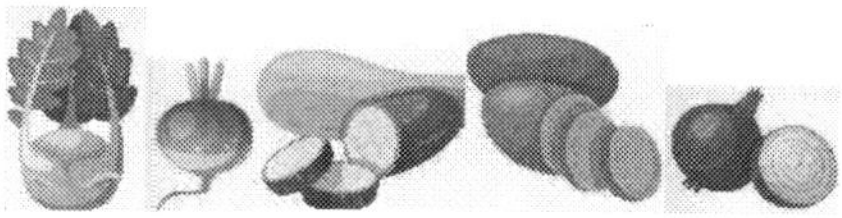

Spaghetti-Salat mit Humus-Dressing

Zutaten für 4 Portionen:
4 EL Sojasoße
4 EL Reisessig
50 ml Rapsöl
1 TL Sesamöl 1 TL Ingwer
2 EL frische Minze
1 TL Paprikapulver
2 mittelgroße Karotten, im Spiralschneider zu Spaghetti gedreht
4-5 Zucchini, im Spiralschneider zu Spaghetti gedreht
150 g Humus
3 Frühlingszwiebeln, in dünne Scheiben geschnitten
1 rote Paprika, fein gewürfelt

Zubereitung:
Geben Sie Ihre Gemüsespaghetti zusammen mit der Paprika und den Frühlingszwiebeln in eine große Salatschüssel. Mischen Sie nun aus allen restlichen Zutaten ein Dressing an und geben Sie es über die Nudeln.

Vermischen Sie alles kräftig miteinander und garnieren Sie den Salat vor dem Servieren mit ein paar Frühlingszwiebelringen.

Notizen:

Note:

☆☆☆☆☆

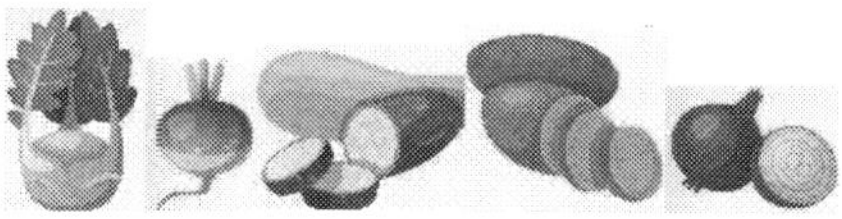

Chakalaka-Krautsalat

Zutaten für 2 Portionen:
1 EL Rapsöl
1 Bund Radieschen, in dünne Scheiben geschnitten
2 frische Chilis, sehr fein gehackt
1 Bund Koriander, fein gehackt
½ kleiner Kopf Weißkohl, im Spiralschneider geschnitten
½ kleiner Kopf Napa Kohl, im Spiralschneider geschnitten
Saft von 3 Zitronen
¼ TL Cayenne Pfeffer

Zubereitung:
Vermengen Sie Radieschen, Kohl und Chili in einer großen Salatschüssel miteinander und rühren Sie aus dem Öl und dem Zitronensaft ein Dressing an, dem Sie alle weiteren Gewürze hinzu fügen.

Geben Sie dieses in die Schüssel und mischen Sie alles kräftig durch. Nach 5 Minuten Ziehzeit ist der Salat servierfertig.

Notizen:

Note:

☆☆☆☆☆

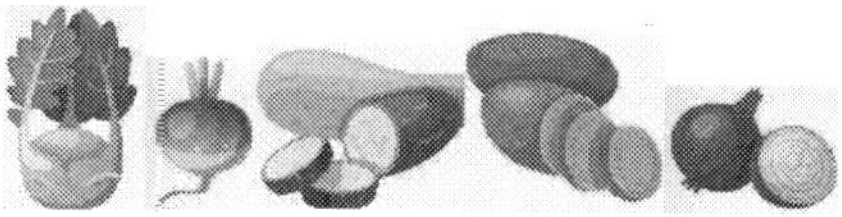

Zoodles mit Toskanischen Chia-Hackbällchen

Zutaten für 2 Portionen:
Für die Pasta:
1 große Zucchini, mit dem Spiralschneider zu Spaghetti gedreht

Für die Fleischbällchen:
2 EL Chia-Samen
3 Knoblauchzehen, fein gehackt
500 g mageres Rinderhack
2 TL Olivenöl
1 TL schwarzer Pfeffer, frisch gemahlen
4 EL Tomatenmark
2 TL Oregano
2 TL Basilikum

Für die Soße:
1 Zweig frischer Rosmarin, gehackt
½ TL Salz, ½ TL schwarzer Pfeffer
1 kleine Gemüsezwiebel, gewürfelt
1 Knoblauchzehe, gepresst
120 ml Hühnerbrühe
340 g Tomaten, gewürfelt
60 ml Zitronensaft
340 g Tomatensoße

Zubereitung:
Beginnen Sie mit dem Teig Ihrer Chia-Bällchen, indem Sie alle Zutaten dafür gut miteinander verkneten. Formen Sie kleine Kugeln, die Sie im heißen Olivenöl von allen Seiten gut durchbraten. Stellen Sie die Hackbällchen beiseite und dünsten Sie in derselben Pfanne die Zwiebeln für die Soße an. Geben Sie Knoblauch und Rosmarin hinzu und löschen Sie das Ganze mit der Brühe und dem Zitronensaft ab. Nun können Sie die Tomaten sowie die Tomatensoße und eine gute Prise Salz und Pfeffer unterrühren. Köcheln Sie die Soße bei mittlerer Hitze, bis diese etwas eindickt. Geben Sie die Hackbällchen hinzu und lassen Sie diese noch etwas mit garen, bevor Sie die kurz blanchierten Zoodles auf einem Teller anrichten und die Soße mit den Chia-Hackbällchen darüber geben.

Notizen:

Note:

☆☆☆☆☆

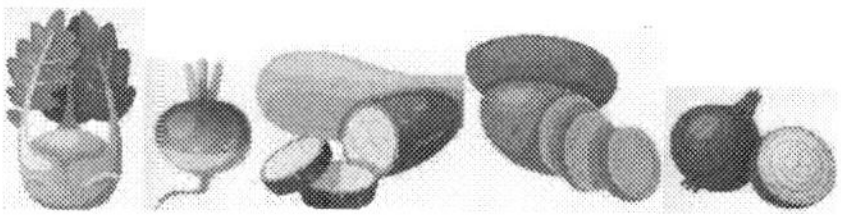

Kohlrabi-Tagliatelle mit fruchtiger Spinatsoße

Zutaten für 4 Portionen:
1 TL Thymian
2 EL Olivenöl
2 TL Oregano
2 TL Paprika Pulver
2 rote Zwiebeln, fein gehackt
1 mittelgroße Möhre, in kleine Stücke geschnitten
3 Handvoll frischer Spinat
150g Cocktailtomaten, halbiert
4 große Kohlrabi, mit dem Spiralschneider zu Bändern gedreht
60g geriebener Parmesan
4 Knoblauchzehen, sehr fein gehackt
600ml passierte Tomaten
Etwas Salz und Pfeffer nach Belieben

Zubereitung:
Dünsten Sie zunächst Möhre, Knoblauch und Zwiebeln in einer heißen Pfanne mit Olivenöl an. Anschließend geben Sie den Spinat mit in die Pfanne und braten ihn mit, bis dieser etwas einfällt.

Löschen Sie mit den passierten Tomaten ab und rühren Sie die Gewürze unter. Lassen Sie die Soße für ca. 10 Minuten köcheln, bevor Sie die Kohlrabi-Nudeln hinzugeben. Nach ca. 4 Minuten sollten diese bissfest sein und Sie können die Pasta mit den Cocktailtomaten und geriebenem Parmesan servieren.

Notizen:

Note:

☆☆☆☆☆

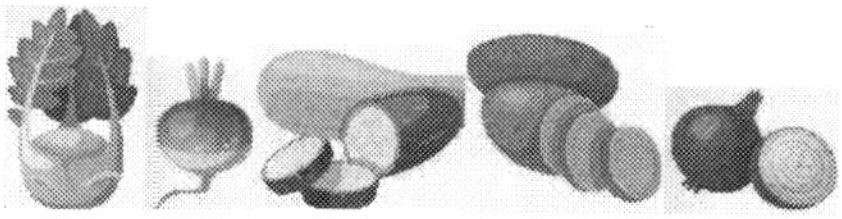

Blumenkohl-Pasta al Funghi

Zutaten für 4 Portionen:
2 EL Olivenöl
250ml Sahne
150ml Gemüsebrühe
1 rote Chilischote, sehr fein gehackt
2 TL Paprika Pulver
2 TL Curry Pulver
250g Champignons, in Scheiben geschnitten
1 Zwiebel, fein gewürfelt
2 Blumenkohlköpfe (den Strunk jeweils mit dem Spiralschneider zu Spaghetti gedreht)
1 TL Knoblauch Pulver
Salz und Pfeffer nach Belieben

Zubereitung:
Dünsten Sie in einer Pfanne mit heißem Olivenöl zunächst die Chili und die Zwiebelwürfel. Geben Sie die restlichen Blumenkohlröschen sowie die Champignons zusammen mit der Brühe, der Sahne und den Gewürzen hinzu.

Lassen Sie alles gut vor sich hin köcheln, bis der Blumenkohl bissfest wird. Anschließend können Sie die Spaghetti aus dem Strunk des Blumenkohls unterrühren und das Gericht mit Salz und Pfeffer abschmecken.

Notizen:

Note:

☆☆☆☆☆

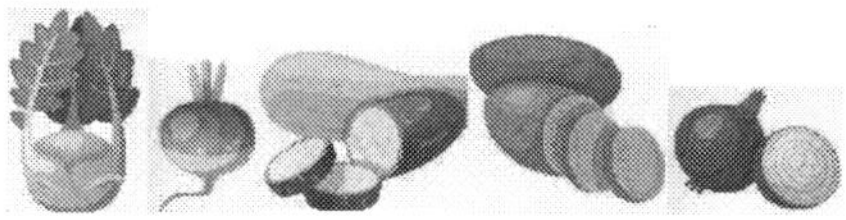

Griechischer Spirelli-Salat

Zutaten für 1 Portion:
2 TL Olivenöl
1 Salatgurke, mit dem Spiralschneider zu Spaghetti gedreht
6 Kalamata Oliven
1 rote Zwiebel, in Scheiben geschnitten
200 g Feta, fein gewürfelt
Etwas Salz und Pfeffer nach Belieben

Zubereitung:
Für diesen einfachen und leckeren Salat mischen Sie alle Zutaten in einer Salatschüssel miteinander und schmecken ihn nach eigenem Belieben noch mit etwas Pfeffer und Salz ab.

Wer es noch etwas spritziger mag, gibt noch ein paar Tropfen Zitronensaft hinzu.

Notizen:

Note:

☆☆☆☆☆

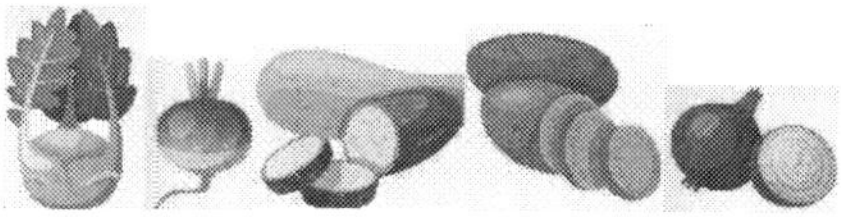

Gurken-Pasta-Salat

Zutaten für 1 Portion:
75 g Naturjoghurt
Pfeffer und Salz
1 Salatgurke, mit dem Spiralschneider zu Bändern gedreht
1 ½ EL Zitronensaft
Etwas frisch gehackter Dill

Zubereitung:
Einfach ein Klassiker in neuer Form: Mischen Sie das Dressing aus Joghurt, Zitronensaft und Dill in einer Salatschüssel an und heben Sie die Gurkenpasta vorsichtig unter. Mit Salz und Pfeffer wird zum Schluss abgeschmeckt und es kann serviert werden.

Notizen:

Note:

☆☆☆☆☆

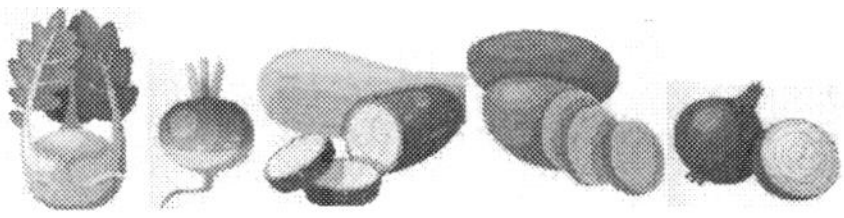

Kohlrabi-Pasta à l'Orange

Zutaten für 2 Portionen:
Olivenöl, 2 unbehandelte Bio-Orangen
2 Knoblauchzehen, sehr fein gehackt
2 Kohlrabi, zu Bändern gedreht
½ Bund frische Petersilie, Salz und Pfeffer

Zubereitung:
Dünsten Sie die Kohlrabipasta kurz in einer beschichteten Pfanne mit etwas Olivenöl an. Reiben Sie nun etwas von der Orangenschale ab, bevor Sie diese auspressen. Mischen Sie Saft- und Orangenzesten mit der gehackten Petersilie, Pfeffer, Salz, Olivenöl und Knoblauch. Geben Sie diese Soße vor dem Servieren über die noch heißen Bandnudeln.

Notizen:

Note:

☆☆☆☆☆

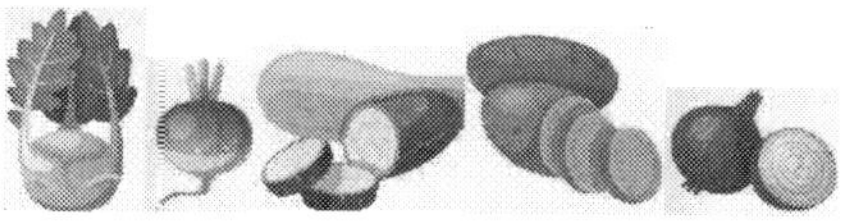

Saiblingsfilet mit asiatisch-bunten Zoodles

Zutaten für 4 Portionen:
400 g Saiblingsfilet
Pfeffer
2 EL Hoi-Sin Soße
Salz
1 EL Ahornsirup
1 EL Tahinipaste
1 EL Sesam, geröstet
4 Möhren + 2 Zucchini, zu Bändern gedreht

Zubereitung:
Mischen Sie zunächst eine Marinade aus der Tahinipaste und dem Ahornsirup mit Sesam, der Sojasoße und etwas Pfeffer und Salz. Mischen Sie diese gut unter die Gemüsebänder und lassen Sie diese gut ziehen. Bestreichen Sie anschließend die Saiblingsfilets mit der Hoi-Sin Soße und erhitzen Sie etwas Öl und Butter in einer beschichteten Pfanne.

Lassen Sie die Gemüsebänder für gute 3 Minuten darin garen, reduzieren Sie dann die Hitze und geben Sie den Fisch mit in die Pfanne, bis er glasig durchgezogen ist. Mit dem gerösteten Sesam bestreuen..

Notizen:

____

____

____

____

____

____

Note:

☆☆☆☆☆

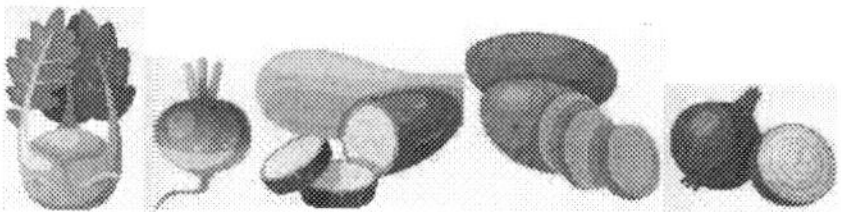

Fruchtige Gemüse-Feta-Spaghetti mit Specksoße

Zutaten für 4 Portionen:
2 EL Olivenöl
1 TL Paprika Pulver
1 TL Oregano
1 große Zwiebel, fein gewürfelt
250 g Schafskäse, zerbröselt
100 ml Gemüsebrühe
100 ml Sahne
250 g gewürfelter Speck
2 Äpfel, mit dem Spiralschneider zu Spaghetti gedreht
4 große Karotten, mit dem Spiralschneider zu Spaghetti gedreht
2 Kohlrabi, mit dem Spiralschneider zu Spaghetti gedreht
Salz und Pfeffer

Zubereitung:
Braten Sie zunächst den Speck und die Zwiebeln in einer großen Pfanne mit heißem Olivenöl an.

Löschen sie mit der Gemüsebrühe und der Sahne ab und rühren Sie anschließend die Gewürze unter. Lassen Sie die Soße nun etwas einkochen und geben Sie dann die „Spaghetti“ hinzu. Kochen Sie diese für ca. 4 Minuten bevor Sie die Soße nochmals abschmecken und Sie das Gericht mit dem Schafskäse bestreut servieren können.

Notizen:

Note:

☆☆☆☆☆

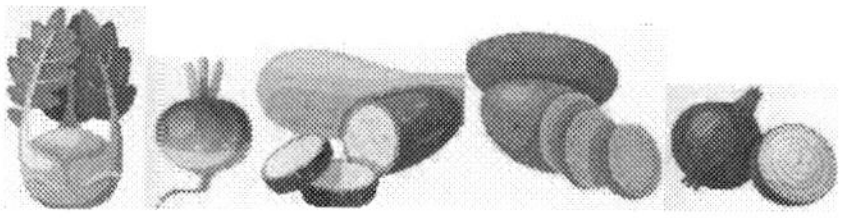

Süßkartoffelbänder mit Senf-Joghurt-Dip

Zutaten für 4 Portionen:

2 Knoblauchzehen, gepresst
250 g Naturjoghurt, fettarm
½ Salatgurke, sehr fein gewürfelt
1 TL Chili
2 TL Curry Pulver 1 TL Senf
4 EL Olivenöl
1 TL Dill
2 TL Paprika Pulver
4 Süßkartoffeln, mit dem Spiralschneider zu breiten Bändern gedreht
Salz und Pfeffer nach Belieben

Zubereitung:
Bereiten Sie in einer großen Schüssel eine Marinade aus Olivenöl, Chilipulver, Paprika und Currypulver für die Süßkartoffelbänder vor. Mischen Sie die Bänder gut mit den Gewürzen und ergänzen Sie nach Belieben mit Salz und Pfeffer.

Die Bänder verteilen Sie anschließend auf Backbleche, welche Sie für ca. 25 Minuten im vorgeheizten Ofen, bei 200 Grad ausbacken. Dabei sollten Sie die Kartoffeln mindestens einmal wenden. Für den Dip vermischen Sie ganz einfach alle restlichen Zutaten gut miteinander und servieren ihn zu den noch warmen Kartoffelbändern.

Notizen:

Note:

☆☆☆☆☆

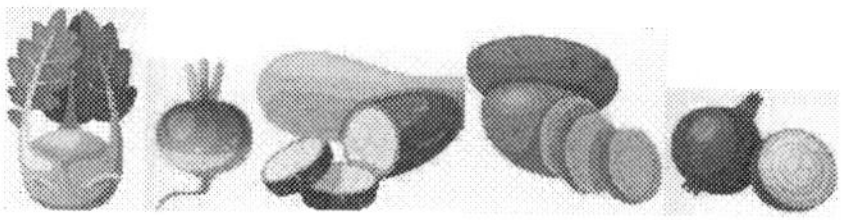

Omas Hühnersuppe mit Möhren-Spirellis

Zutaten für 4 Portionen:

1 Gemüsezwiebel, fein gewürfelt
2 Staudensellerie, gewürfelt
1,5 Liter Hühnerbrühe
1 TL Oregano
1 TL Thymian
1 TL Chili
½ Porree, in feine Ringe geschnitten
4 EL Olivenöl
300 g Hähnchenbrustfilet, in mundgerechte Stücke geschnitten
3 große Karotten, mit dem Spiralschneider zu Spaghetti gedreht
Salz und Pfeffer nach Belieben

Zubereitung:
Braten Sie die Zwiebel mit dem Hühnerfleisch zunächst in einem Topf mit heißem Olivenöl scharf an.

Geben Sie anschließend Porree und Sellerie zusammen mit der Hühnerbrühe in den Topf und lassen Sie mit den Gewürzen alles gut aufkochen. Nach ca. 10 Minuten können Sie die Möhrenspaghetti in die Brühe geben noch ein paar Minuten mit garen lassen, bis sie bissfest sind.

Notizen:

Note:

☆☆☆☆☆

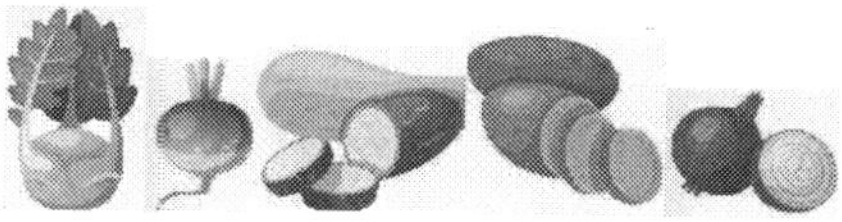

Rote-Bete-Nester mit Ziegenkäse im Speckmantel

Zutaten für 4 Portionen:
4 Rote Bete Knollen, mit dem Spiralschneider zu Bändern gedreht
80 g Baconstreifen
8 Ziegenfrischkäsetaler
1 Schalotte, fein gehackt
1 Apfel, gerieben
2 EL Balsamico Essig
1 EL Johannisbeergelee
1 EL Senf
1 TL Honig
4 EL Olivenöl
Salz und Pfeffer aus der Mühle

Zubereitung:
Wickeln Sie die Ziegenfrischkäsetaler in jeweils zwei Scheiben Bacon über Kreuz ein, sodass Sie acht Päckchen erhalten. Nun mischen Sie ein Dressing aus dem Essig, Johannisbeergelee, Senf, Honig, Olivenöl und etwas Salz und Pfeffer.

Rühren Sie den gerieben Apfel unter und vermischen Sie anschließend alles mit den Rote-Bete-Nudeln. Die Taler braten Sie derweil in einer heißen Pfanne mit etwas Olivenöl kross an. Drapieren Sie diese anschließend auf die zu Nestern geformten Bandnudeln.

Notizen:

Note:

☆☆☆☆☆

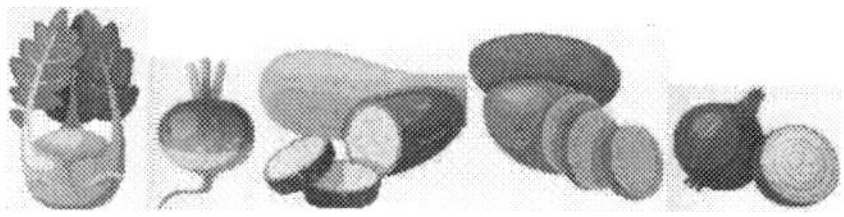

Rote-Bete-Spaghetti mit Pfifferlingen in Pecorino-Soße

Zutaten für 4 Portionen:

50 g Pecorino Käse
75 ml Brühe
1/8 l trockener Weißwein
1 Schalotte, fein gehackt
je 1/2 EL Olivenöl und Butter
1 Bund Petersilie, gehackt
4 Rote Bete Knollen, mit dem Spiralschneider zu Spaghetti gedreht
300 g Pfifferlinge, geputzt und mundgerecht geschnitten
125 ml Sahne
60 g Bauchspeck
Salz und Pfeffer aus der Mühle

Zubereitung:
Erhitzen Sie Öl und Butter in einer Pfanne und braten Sie darin zunächst Speck und Zwiebelwürfel an, bevor Sie die Pfifferlinge hinzu geben.

Löschen Sie mit Weißwein ab und lassen Sie den Alkohol etwas verkochen. Dann können Sie Sahne und Brühe in die Pfanne geben und die Soße mit Salz und Pfeffer etwas ein reduzieren lassen. Abgebunden wird die Soße mit dem geriebenen Pecorino. Anschließend garen Sie die Rote-Bete-Spaghetti für ca. 3 Minuten in kochendem Salzwasser. Auf Tellern angerichtet werden sie mit der Soße begossen und mit frischer Petersilie bestreut.

Notizen:

Note:

☆☆☆☆☆

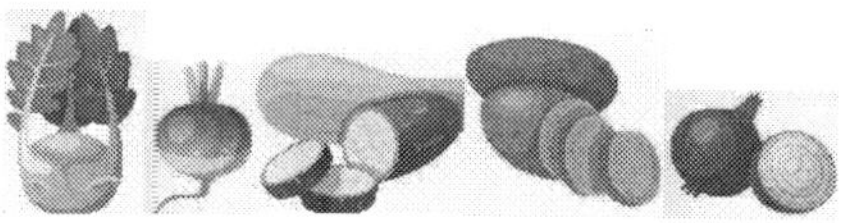

Feinschmecker-Burger mit Lachsfilet und krosser Rote-Bete

Zutaten für 4 Portionen:
400 g Lachsfilet
4 Burgerbrötchen
2 Rote Bete Knollen
1 TL Honig
1 Bio-Orange
Salatblätter
1 Prise Chili
Salz und Pfeffer

Zubereitung:
Schneiden Sie aus einer Orangenhälfte Filets heraus und pressen Sie den Saft aus der anderen. Mischen Sie diesen Saft mit Honig, Chili und Pfeffer zu einer cremigen Soße an. Anschließend braten Sie die Lachsfilets in einer heißen Pfanne kurz von allen Seiten an, lassen sie garziehen und stellen sie beiseite.

Die Rote-Bete-Spaghetti formen Sie nun zu vier gleichgroßen Nestern, welche Sie in der Pfanne unter Zugabe von etwas Öl kross anbraten. Die getoasteten Burgerbrötchen bestreichen Sie nun mit der Orangen-Honig-Soße und belegen sie abwechselnd mit Salatblättern, Orangenfilets, dem Lachs und zum krönenden Abschluss mit den Rote-Bete-Nestern.

Notizen:

Note:

☆☆☆☆☆

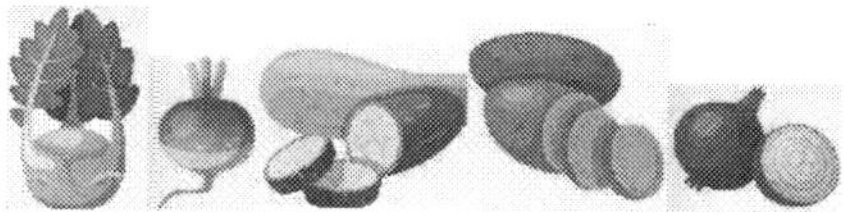

Fenchelspaghetti mit fruchtig-frischem Dressing

Zutaten für 2 Portionen:
3 Orangen (2 filetiert oder in Scheiben geschnitten, 1 ausgepresst)
1 Bund frische Minze, in feine Streifen geschnitten
Mediterrane Kräutermischung
1 Hand voll Mandelblätter
1 Apfel, gerieben
2 große Fenchelknollen, im Spiralschneider zu Spaghetti gedreht
1 Kugel Mozzarella, sehr klein geschnitten
4 EL Olivenöl
Salz und Pfeffer

Zubereitung:
Lassen Sie zunächst die Fenchelspaghetti in kochendem Salzwasser für ca. 3 Minuten garen und stellen sie diese anschließend beiseite. Nun mischen Sie für das Dressing Olivenöl, Kräuter, Pfeffer, Salz und Orangensaft mit dem geriebenen Apfel.

Richten Sie auf einem Teller die Fenchelspaghetti mit den filetierten Orangen, der frischen Minze und dem Mozzarella an und geben Sie das Apfeldressing darüber. Zum Abschluss bestreuen Sie die Teller mit den gerösteten Mandelblättern.

Notizen:

____

____

____

____

____

____

Note:

☆☆☆☆☆

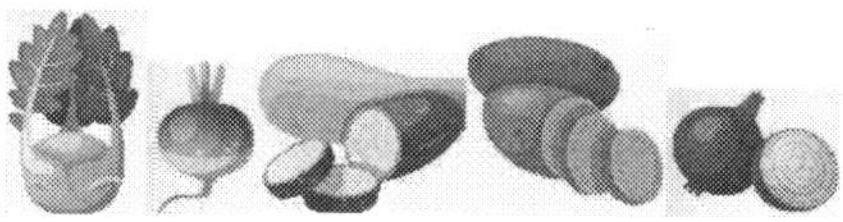

Orientalische Fenchelspirelli-Tarte

Zutaten für 2 Portionen:
2 Fenchelknollen, mit dem Spiralschneider zu Spaghetti gedreht
150 ml Milch
200 g Ziegenfrischkäse
250 g Mehl
3 Eier
150 g Butter
1/2 TL Rosmarin, gehackt
2 Knoblauchzehen, sehr fein gehackt Ras el Hanout-Gewürzmischung
Salz und Pfeffer

Zubereitung:
Kneten Sie zunächst einen Mürbeteig aus einem Ei, Butter, Mehl und Rosmarin und formen Sie diesen zu einer Kugel welche Sie in Folie gewickelt im Kühlschrank für eine Weile ruhen lassen. Nach ca. 1 Stunde können Sie den Teig gleichmäßig in einer Tarteform verteilen, was am besten mit etwas Mehl und einer Folie zum andrücken funktioniert.

Stechen Sie den Teig mit einer Gabel ein und stellen Sie die Form nochmals kalt. Anschließend verquirlen Sie die zwei Eier mit Salz und Pfeffer, dem Ras el Hanout und der Milch. Geben Sie den Knoblauch und den Ziegenfrischkäse hinzu und vermengen Sie alles gut miteinander. Streichen Sie jetzt die Hälfte der Masse auf den Boden der Tarteform und verteilen Sie darauf die Fenchelspaghetti. Gießen Sie die restliche Masse darüber und backen Sie die Tarte für ca. 45 Minuten bei 180 Grad Umluft auf der mittleren Schiene. Vor dem Servieren etwas auskühlen lassen und mit Rosmarin garnieren.

Notizen:

Note:

☆☆☆☆☆

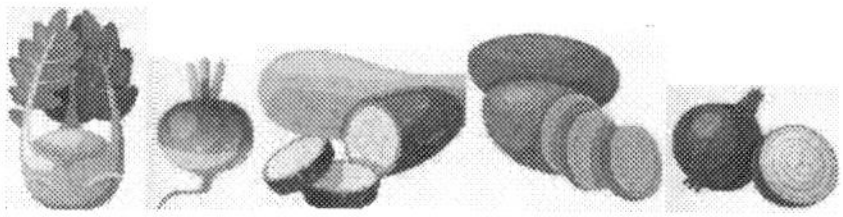

Fenchel-Päckchen mit Lachsfilet

Zutaten für 2 Portionen:
Saft einer Zitrone
400 g Lachsfilet
Eine Prise Zucker
Etwas frischer Dill, fein gehackt
2 Fenchelknollen, mit dem Spiralschneider zu Spaghetti gedreht
30 g Rosinen
30 g geröstete Mandelblätter
Ein paar getrocknete Tomaten
Salz und Pfeffer

Zubereitung:
Marinieren Sie zunächst das portionierte Lachsfilet mit dem Saft einer halben Zitrone und legen es anschließend auf ein mit Olivenöl eingefettetes Stück Alufolie. Die Folie sollte so groß sein, dass Sie über der Füllung eingeschlagen und ein wenig zusammengerollt werden kann.

Drapieren Sie die Spaghetti mit den getrockneten Tomaten und den Rosinen, sowie den Mandelblättern auf den Filets und geben Sie den restlichen Zitronensaft darüber. Mit Salz, Pfeffer, Zucker und dem Dill würzen und nun die Alufolie über dem Lachs-Fenchel-Päckchen zusammenschlagen und leicht einrollen. Garen Sie die Päckchen bei ca. 200 Grad Umluft für gute 20-25 Minuten im vorgeheizten Backofen. Lassen Sie die Päckchen kurz auskühlen, bevor Sie diese in der Alufolie servieren.

Notizen:

Note:

☆☆☆☆☆

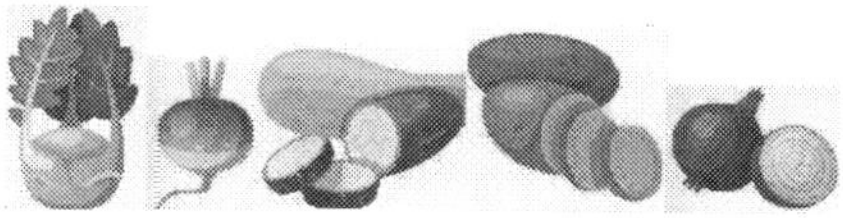

Feurige Zucchini-Tagliatelle mit Scampi

Zutaten für 4 Portionen:
8 Scampi
1 Limette
Etwas Olivenöl
1 Knoblauchzehe, sehr fein gehackt
4 Zucchini, mit dem Spiralschneider zu Bändern gedreht
500 g Kirschtomaten, gewürfelt
1 Chilischote, sehr fein gehackt
1 Schalotte, fein gewürfelt
1 Bund frische Petersilie, gehackt

Zubereitung:
Marinieren Sie zuerst die Scampi mit etwas Olivenöl und der feingehackten Chili. Knoblauch und Schalottenwürfel werden in einer Pfanne mit heißem Olivenöl angedünstet bevor Sie die Zucchini darin schwenken bis sie bissfest ist. Anschließend schmecken Sie diese mit dem Saft der Limette ab.

In der selben Pfanne können Sie nun die Scampi kurz anbraten. Geben Sie die Marinade ruhig mit hinzu und mischen Sie die Petersilie und die Tomaten unter. Nun heiß servieren und mit frischer Petersilie bestreuen.

Notizen:

Note:

☆☆☆☆☆

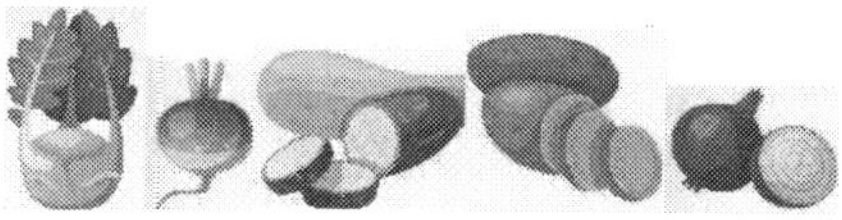

Zoodles a la Crema di Gorgonzola

Zutaten für 4 Portionen:
Muskat
30 g Salbei, in feine Streifen geschnitten
4 Zucchini, mit dem Spiralschneider zu Spaghetti gedreht
50 g Walnüsse, grob gehackt
200 g Sahne
100 g Gorgonzola, in Stücken
50 g Parmesan, frisch gerieben
Salz und Pfeffer aus der Mühle

Zubereitung:
Erhitzen Sie in einer Pfanne etwas Olivenöl und lassen Sie die Gorgonzolastücke langsam darin schmelzen. Geben Sie anschließend die Sahne dazu und rühren Sie etwas Muskat sowie frisch gemahlenen Pfeffer und nach Belieben etwas Salz unter.

Nun können Sie die Spaghetti unter die Soße heben und mit den gehackten Walnüssen und dem Salbei bestreuen. Mischen Sie alles gut durch und servieren Sie das Gericht mit frisch gehobeltem Parmesan.

Notizen:

____

____

____

____

____

____

Note:

☆☆☆☆☆

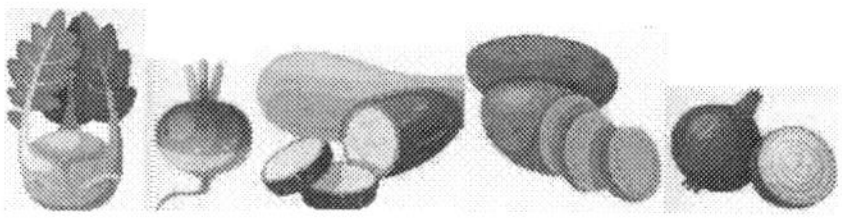

Süßkartoffelpfanne mit Fetasoße und Knusper-Schinken

Zutaten für 2 Portionen:
Salz und Pfeffer
150 g Feta
Etwas Butter und Olivenöl
50 g Schwarzwälder Schinken, fein gewürfelt
1 Knoblauchzehe, sehr fein gehackt
½ Bund Frühlingszwiebeln, in Ringe geschnitten
1 EL Ahornsirup
2 Süßkartoffeln, mit dem Spiralschneider zu Spaghetti gedreht

Zubereitung:
Erhitzen Sie Butter und Olivenöl in einer Pfanne und braten Sie darin Knoblauch, Schinken und Zwiebeln kross an. Nehmen Sie den Ansatz aus der Pfanne und stellen Sie ihn beiseite, sodass Sie Die Kartoffelspaghetti darin anbraten können.

Den Feta lassen Sie währenddessen in einem Topf langsam schmelzen und rühren diesem Salz und Pfeffer sowie den Ahornsirup unter. Richten Sie die Spaghetti mit dem Schinkenbrät auf Tellern an und geben Sie vor dem Servieren die Fetasoße darüber.

Notizen:

Note:

☆☆☆☆☆

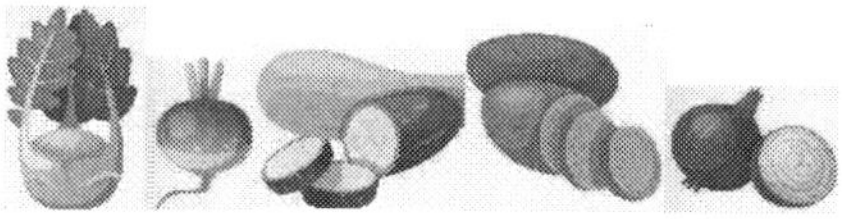

Süßkartoffeltürmchen mit Guacamole

Zutaten für 2 Portionen:
2 Süßkartoffeln, in breite Scheiben geschnitten
1 Süßkartoffel, mit dem Spiralschneider zu Spaghetti gedreht
1 Bund frischer Koriander, gehackt
1 Zitrone
1 Knoblauchzehe, gepresst
2 Avocados, zerdrückt
4 Kirschtomaten, fein gewürfelt
1 Chilischote, sehr fein gehackt
Pfeffer und Salz

Zubereitung:
Rösten Sie zunächst die Süßkartoffelscheiben im Ofen oder auf dem Grill, bis sie bissfest sind. Vermengen Sie währenddessen die Avocadomasse und die Tomatenwürfel mit dem Saft einer halben Zitrone, dem fein gehackten Koriander, dem Knoblauch und etwas Salz und Pfeffer.

Garen Sie die Süßkartoffelspaghetti für 2-3 Minuten in kochendem Salzwasser und gießen Sie diese gut ab. Nun schichten Sie erst etwas Guacamole, dann die Spaghetti und abschließend wieder etwas von der Guacamole auf die Süßkartoffelscheiben. Zur Garnitur können Sie noch etwas Koriander über die Türmchen geben.

Notizen:

Note:

☆☆☆☆☆

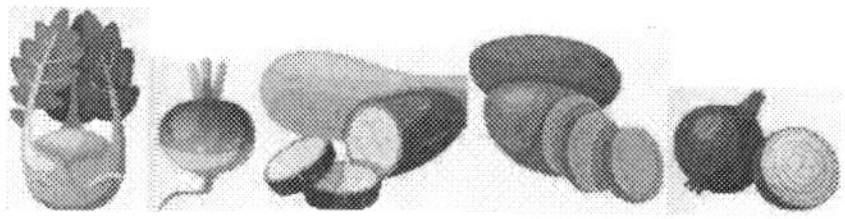

Asiatische Süßkartoffel-Nudel-Suppe

Zutaten für 2 Portionen:
frische Petersilie
1 TL Kräutersalz
Ein paar Minzblätter
200 g geräucherter Tofu, gewürfelt
500 ml Gemüsebrühe
30 g getrocknete Shiitake-Pilze, aufgeweicht
2 Süßkartoffeln, mit dem Spiralschneider zu Spaghetti gedreht
1 kleines Stück Ingwer, sehr fein gehackt
1 Knoblauchzehe, sehr fein gehackt
1 Limette, ausgepresst
Salz und Pfeffer

Zubereitung:
Weichen Sie als allererstes die getrockneten Pilze in warmem Wasser ein. Kochen Sie als nächstes die Gemüsebrühe auf und geben Sie Ingwer, Knoblauch und das Kräutersalz hinzu.

Anschließend können Sie die Shitakepilze samt ihrem Einweichwasser, sowie die Spaghetti hinzugeben. Lassen Sie alles für ca. 5 Minuten köcheln und schmecken Sie die Brühe mit dem Limettensaft, Pfeffer und Salz ab. Zum Schluss geben Sie die Tofuwürfel hinzu und servieren die heiße Suppe mit frischer Minze Und Petersilie.

Notizen:

____

____

____

____

____

____

Note:

☆☆☆☆☆

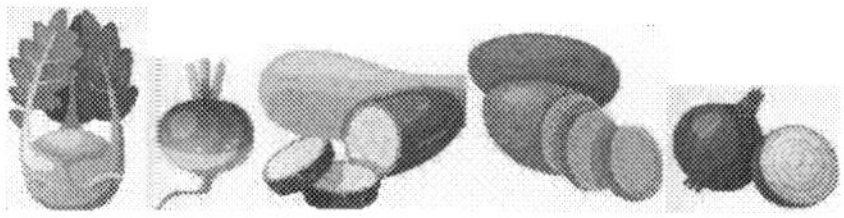

Mexikanisches Ofen-Omelette

Zutaten für 2 Portionen:
100 g getrocknete Tomaten in Olivenöl, zu feinen Würfeln geschnitten
1 Bund frische Petersilie, gehackt 50 g Pinienkerne, geröstet
4 kleine Süßkartoffeln, mit dem Spiralschneider zu Spaghetti gedreht
100 g Zwiebeln, mit dem Spiralschneider zu Spaghetti gedreht
3 Eier
Muskat
Olivenöl
Salz und Pfeffer

Zubereitung:
Erhitzen Sie zunächst eine beschichtete Pfanne mit heißem Olivenöl und braten Sie die Gemüsespaghetti darin an. Verquirlen Sie nun die Eier und die getrockneten Tomaten mit Pfeffer, Salz und einer Prise Muskat sowie der frisch gehackten Petersilie.

Geben Sie anschließend die Zwiebel- und Süßkartoffelspaghetti in eine eingefettete Springform und übergießen Sie diese mit der Eimasse und streuen Sie die Pinienkerne darüber. Lassen Sie das Omelette bei 160 Grad Umluft für ca. 30 Minuten stocken. In der Kuchenform lässt es sich anschließend hervorragend portionieren.

Notizen:

Note:

☆☆☆☆☆

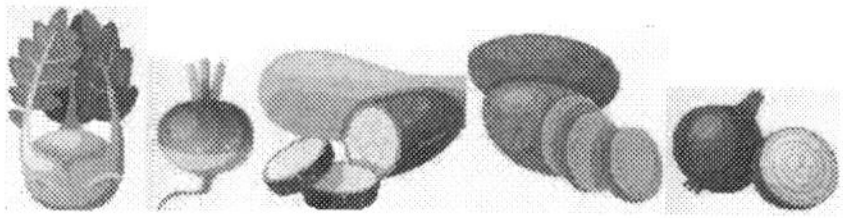

Gefüllte Putenbrust im Möhren-Nest

Zutaten für 4 Portionen:
500 g Möhren, mit dem Spiralschneider zu dünnen Spaghetti gedreht
1 Becher Schmand
1 Bund glatte Petersilie
1 TL Honig
1 TL mittelscharfer Senf
30 g Walnusskerne, geröstet und grob zerhackt
50 g Parmesan, gerieben
400 g Putenbrustfilets
1 Mozzarella, in dicke Scheiben geschnitten
Olivenöl
Salz und Pfeffer

Zubereitung:
Bereiten Sie zunächst das Pesto vor, indem Sie die Hälfte der Petersilie feinhacken und zusammen mit den Walnusskernen, Pfeffer, Salz und dem Parmesan mixen. Verwenden Sie am besten einen Pürierstab, wobei Sie bei der Zubereitung das Olivenöl langsam dazu geben, bis sie ein sämiges Pesto erhalten.

Zerhacken Sie anschließend die übrige Petersilie und verquirlen Sie diese mit Honig und Schmand sowie etwas Pfeffer und Salz. Die Mozzarellascheiben bestreichen Sie nun mit dem Pesto und klappen Sie mit der bestrichenen Seite aufeinander, sodass sie kleine Päckchen haben. Rollen Sie diese nun in die gut platt geklopften Putenbrustfilets ein und fixieren Sie das Ganze mit Zahnstochern. Braten Sie nun in einer heißen Pfanne mit etwas Olivenöl die gefüllten Putenbrüste und die Möhrenspaghetti an. Anschließend richten Sie die Spaghetti als Nester auf Tellern an in denen Sie die Putenbrüströllchen drapieren und mit der Schmandcreme garnieren.

Notizen:

Note:

☆☆☆☆☆

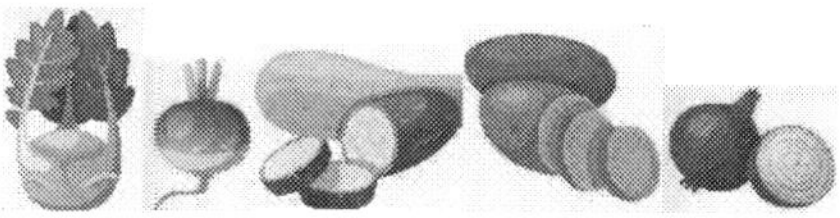

Herzhaft-süße Möhrchen-Soufflés

Zutaten für 4 Portionen:
1 EL Ahornsirup
200 ml Sahne
1 Ei
1 Bund frischer Koriander Muskat
500 g Möhren, mit dem Spiralschneider zu dünnen Spaghetti gedreht
30 g Sonnenblumenkerne, geröstet
20 g Rosinen
200 g Bergkäse, gerieben
Salz und Pfeffer

Zubereitung:
Erhitzen Sie die Sahne in einem Topf und rühren Sie Das Ei, Koriander, Muskat, Rosinen und den Ahornsirup sowie eine gute Prise Salz und Pfeffer unter. Geben Sie nun ca. 50 g des Bergkäses und die Sonnenblumenkerne hinzu.

Die Möhrenspaghetti lassen Sie anschließend für ca. 3 Minuten mitköcheln, bevor sie diese in eingefetteten Muffinförmchen verteilen. Streuen Sie den restlichen Bergkäse darüber und backen Sie die Muffins für ca. 20 Minuten bei 140 Grad Umluft.

Notizen:

Note:

☆☆☆☆☆

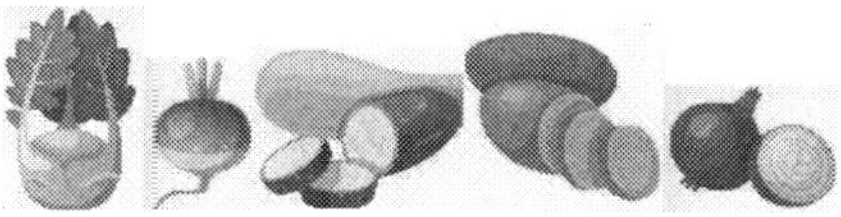

Buntes Spirelli-Curry mit Rinderfilet

Zutaten für 4 Portionen:
400 g Rinderfilet, in feine Streifen geschnitten
1 Bund frischer Koriander, gehackt
3 EL Erdnussbutter
1 Limette
150 ml Kokosmilch
1 TL-Sojasoße
3 EL geröstete Sesamkörner
1 TL Currypulver
1 TL Fischsoße
400 g Möhren, mit dem Spiralschneider zu Bändern gedreht
1 rote Paprikaschote, mit dem Spiralschneider zu Spaghetti gedreht Pfeffer und Salz

Zubereitung:
Legen Sie zunächst das Rinderfilet in eine Marinade aus Fisch- und Sojasoße bevor Sie es scharf anbraten. Anschließend dünsten Sie die Gemüsespaghetti in einer Pfanne mit heißem Olivenöl an, wenn sie bissfest sind geben Sie die Filetstreifen hinzu.

Reiben Sie die Zeste der Limette ab, bevor Sie diese auspressen. Mischen Sie Saft- und Limettenzeste mit Erdnussbutter, Sojasoße, Kokosmilch, Koriander und dem Currypulver zu einer cremigen Soße. Schwenken Sie die Spirellis mit den Filetstreifen in der Curry-Erdnuss-Soße und garnieren Sie die Teller vor dem Servieren mit etwas Sesam.

Notizen:

Note:

☆☆☆☆☆

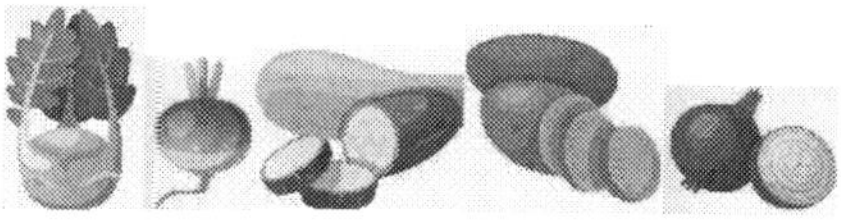

Kohlrabi-Tagliatelle in Kokossoße

Zutaten für 2 Portionen:
1 EL Butter
50 ml trockener Weißwein
½ Chilischote, sehr fein gehackt
200 g Cocktailtomaten
Zucker
Salz und Pfeffer
1 Knoblauchzehe, sehr fein gehackt
10 g frischen Koriander, gehackt
4 EL Olivenöl
125 ml Kokosmilch
eine Handvoll Mandelblättchen
2 Kohlrabi, mit dem Spiralschneider zu Bändern gedreht
60 g Schalotten, fein gewürfelt
1 Kohlrabi, in feine Scheiben geschnitten
1 Kartoffel, in feine Scheiben geschnitten

Zubereitung:
Schmoren Sie zunächst die Cocktailtomaten unter Zugabe etwas Olivenöls bei 180 Grad im Ofen, bis diese leicht einreißen.

Mischen Sie währenddessen den Koriander mit 2 EL Olivenöl und einer guten Prise Pfeffer und Salz. Geben Sie nun die Kohlrabi- und Kartoffelscheiben in einen kleinen Topf mit Butter zum Andünsten. Löschen Sie alles mit dem Weißwein ab und rühren Sie Zucker und Salz unter. Wenn der Alkohol verkocht ist können Sie die Kokosmilch und einer Tasse Wasser einrühren und alles nochmals für ca. 15 Minuten köcheln lassen bis das Gemüse weich ist. Mithilfe eines Pürierstabes vermengen Sie die Soße bis sie sämig ist. Die Kohlrabinudeln werden dann mit Schalotten, Chili und Knoblauch in einer heißen Pfanne leicht angebraten und die Ofentomaten werden vorsichtig untergehoben. Geben Sie abschließend den marinierten Koriander darüber und richten Sie alles mit etwas angerösteten Mandelblättern an.

Notizen:

____
____
____
____
____
____

Note:

☆☆☆☆☆

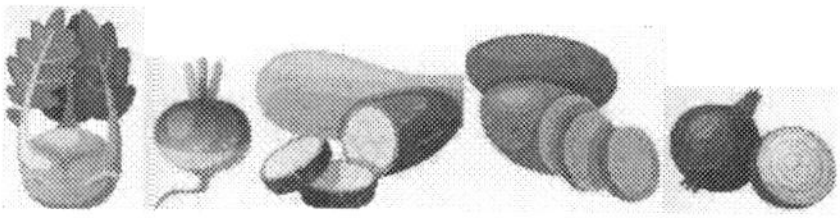

Kohlrabispaghettis mit Wildkräutern

Zutaten für 1 Portion:

1 Knoblauchzehe, sehr fein gehackt
1 Kohlrabi, mit dem Spiralschneider zu Spaghetti gedreht
1 EL Olivenöl
½ TL Chiliflocken
1 Stück Ingwer, gerieben
1 Bio-Zitrone, Saft und Schalenabrieb
Ca. 50 g Wildkräuter (Löwenzahn, Bärlauch, Spitzwegerich, Brennesel etc.), fein gehackt
Salz und Pfeffer aus der Mühle

Zubereitung:
Vermischen Sie Knoblauch, Chili, Salz und Pfeffer mit der Hälfte des Zitronensaftes und der Zesten. Schlagen Sie es mit dem Olivenöl schaumig auf und mischen Sie die fein gehackten Wildkräuter unter.

Die Kohlrabispaghetti werden kurz in kochendem Salzwasser blanchiert, bevor sie mit dem Pesto und ein paar Garniturblättern serviert werden können.

Notizen:

Note:

☆☆☆☆☆

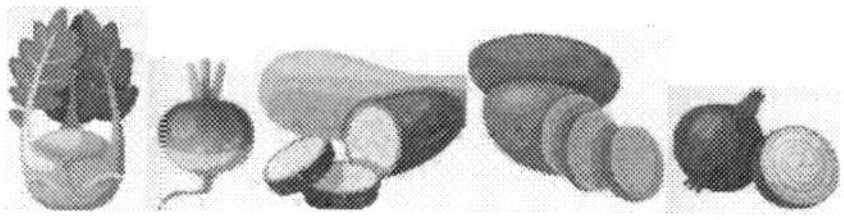

Sommerliche Kohlrabi-Röllchen

Zutaten für 2 Portionen:
2 Kohlrabi, mit dem Spiralschneider zu Bändern gedreht
Saft einer ½ Zitrone
1 EL Sesam-Mus
1 EL Ahornsirup
1 Bund frischer Koriander, gehackt
200 g Joghurt
2 EL Sojasoße
1 Messerspitze Chilipulver
8 Blätter Reispapier
schwarzer Pfeffer aus der Mühle

Zubereitung:
Streichen Sie eine Mischung aus Sesam-Mus, Koriander, Pfeffer, Chili, Ahornsirup und Sojasoße auf die eingeweichten Reispapierblätter.

Verteilen Sie die kurz blanchierten Kohlrabispaghetti darüber und bestreuen Sie das Ganze noch mit etwas Koriander, bevor Sie die Blätter stramm zusammenrollen. Aus Joghurt, Koriander und Zitronensaft mischen Sie ein Dip, den Sie zu den Röllchen servieren können.

Notizen:

Note:

☆☆☆☆☆

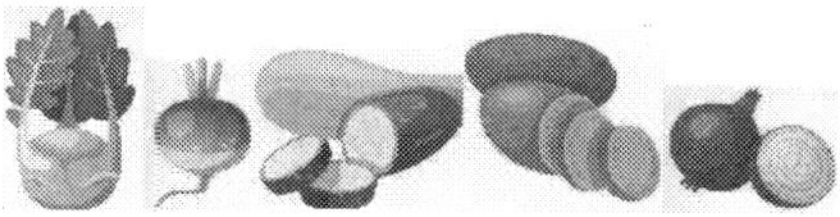

Süße Gurken-Spaghetti mit Cranberrysoße

Zutaten für 2 Portionen:
Salz und Pfeffer aus der Mühle
1 Salatgurke, mit dem Spiralschneider zu Spaghetti gedreht
1 Handvoll Cranberrys
1 EL Honig
½ Bund Dill, fein gehackt
1 Zitrone, Saft und Abrieb
2 EL Olivenöl

Zubereitung:
Vermischen Sie Honig, Zitronensaft und –Zesten mit Olivenöl und Dill. Geben Sie dieses Dressing über die Gurkenspaghetti und mischen

Sie alles vorsichtig durch. Mit Salz und Pfeffer abschmecken und vor dem Servieren mit den Cranberrys bestreuen.

Notizen:

Note:

☆☆☆☆☆

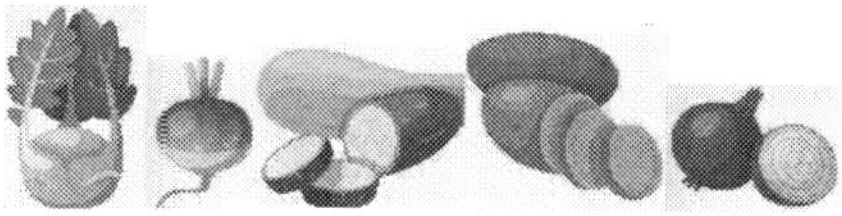

Erfrischende Gurken-Fettuccine mit Minz-Dressing

Zutaten für 4 Portionen:
Ein paar frische Minzblätter, in Streifen geschnitten
1 Bio-Zitrone, Saft und Zesten
Salz und Pfeffer
150 g Erbsen (TK)
100 g grüner Spargel
2 Salatgurken, mit dem Spiralschneider zu Bändern gedreht

Zubereitung:
Garen Sie zunächst die Erbsen und den grünen Spargel in kochendem Salzwasser. Wenn das Gemüse weich genug ist können Sie es pürieren.

Mischen Sie anschließend die Minzblätter unter und verrühren Sie alles mit Zitronensaft und –Zesten sowie etwas Pfeffer und Salz. Streichen Sie das Püree flach auf einen Teller und geben Sie die Gurkenpasta darüber. Mit Minzblättchen garniert servieren.

Notizen:

Note:

☆☆☆☆☆

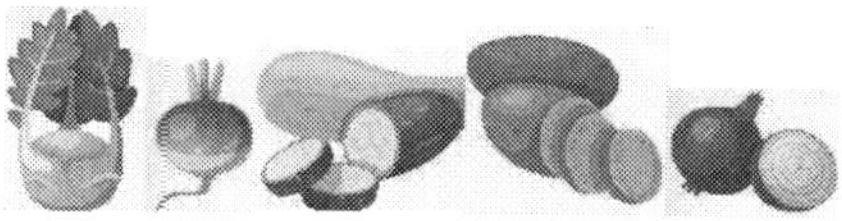

Seelachs mit Gurken-Tagliatelle in roter Meerrettichsoße

Zutaten für 2 Portionen:
Etwas Öl
Salz und Pfeffer aus der Mühle
1 EL frisch gepresster Zitronensaft
400 g Seelachsfilet, in Würfel geschnitten
2 Salatgurken, mit dem Spiralschneider zu Bändern gedreht
2 EL frisch geriebener Meerrettich
2 Rote Bete, vorgegart und in Würfel geschnitten
20 g geröstete Sonnenblumenkerne

Zubereitung:
Braten Sie zunächst die Seelachswürfel in etwas heißem Öl an bis sie glasig sind. Anschließend mischen Sie die Rote Bete mit den Sonnenblumenkernen, Zitronensaft, Salz, Pfeffer und dem Meerrettich. Geben Sie etwas Öl dazu bis Sie die gewünschte Konsistenz erreichen.

Die Gurkenpasta wird nestförmig auf Tellern angerichtet, die Meerrettichsoße darauf verteilt und zum Schluss mit den Seelachswürfeln bedeckt.

Notizen:

Note:

☆☆☆☆☆

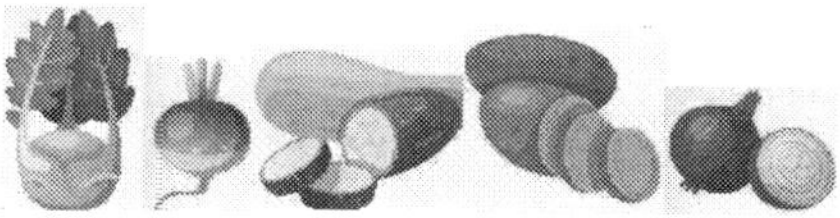

Apfelspaghetti mit cremiger Gorgonzolasoße

Zutaten für 2 Portionen:

1 EL Butter
Salz und Pfeffer aus der Mühle
3 Äpfel, mit dem Spiralschneider zu dünnen Spaghetti gedreht
Saft einer Zitrone
50 ml Sahne
100 g Gorgonzola

Zubereitung:
Beträufeln Sie die die frisch gedrehten Apfelspaghetti umgehend mit dem Saft der Zitrone, damit diese nicht braun anlaufen. Schmelzen Sie nun die Butter in einer heißen Pfanne und geben Sie den Gorgonzola in Stücken dazu, damit er langsam schmelzen kann.

Anschließend geben Sie die Sahne hinzu und würzen nach Belieben mit etwas Salz und frisch gemahlenem Pfeffer. Geben Sie die Soße noch warm über die Apfelspaghetti.

Notizen:

Note:

☆☆☆☆☆

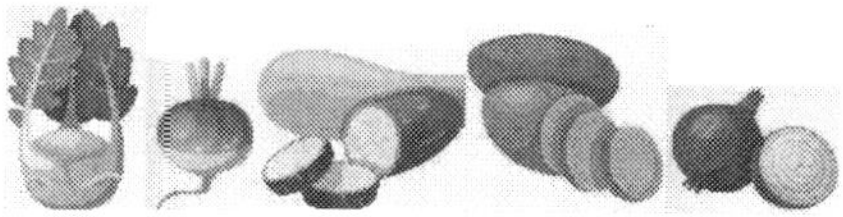

Fruchtige Lachs-Päckchen mit Apfel-Tagliatelle

Zutaten für 2 Portionen:
Olivenöl
Pfeffer und Salz
Etwas frische Minze
400 g Lachsfilet, portioniert
150 g frische Johannisbeeren
2 TL Honig
1 großer Apfel, mit dem Spiralschneider zu Bändern gedreht
Saft einer Zitrone

Zubereitung:
Reiben Sie das Lachsfilet mit etwas Zitronensaft ein und würzen Sie es mit Pfeffer und Salz, bevor Sie es auf ein Stück Alufolie mit Olivenöl legen. Belegen Sie nun das Filet erst mit den Apfelspiralen und dann mit Minzblättern und Johannisbeeren.

Schließen Sie mit Honig und etwas frisch gemahlenem Pfeffer ab, bevor Sie die Alufolie nach oben hin zu Päckchen verschließen. Garen Sie den Fisch für ca. 20 Minuten bei 16 Grad.

Notizen:

Note:

☆☆☆☆☆

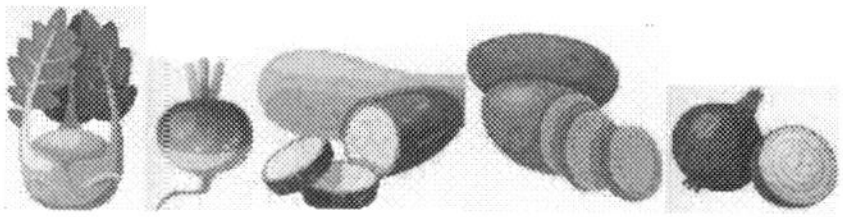

Bunte Frucht-Spaghetti mit Mascarponecreme

Zutaten für 2 Portionen:
100 g Joghurt
125 g Mascarpone
Saft einer halben Zitrone
25 g Zucker
½ P. Vanillezucker
½ Ananas
2 Kiwis
1 EL Ahornsirup
2 EL gehackte Walnüsse

Zubereitung:
Verquirlen Sie den Joghurt und die Mascarpone mit einem Schneebesen und geben Sie langsam den Zitronensaft dazu. Rühren Sie Zucker und Vanillezucker mitunter bis sie eine cremige Konsistenz erhalten. Eine tolle Ergänzung ist etwas gemahlener Zimt.

Verstrichen Sie die Creme auf Desserttellern zu einem Spiegel und verteilen Sie die Frucht-Spaghetti darauf. Zum Schluss träufeln Sie noch etwas Ahornsirup darüber und garnieren die Teller mit den Walnüssen.

Notizen:

Note:

☆☆☆☆☆

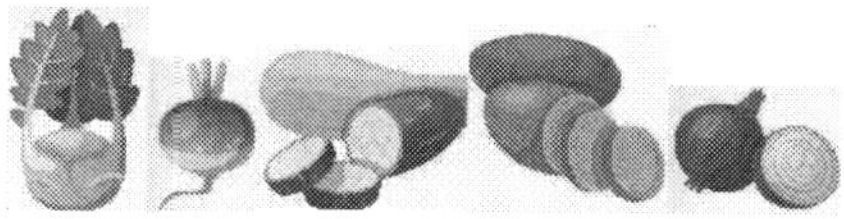

Herzhafter Möhren-Kartoffel-Gratin mit Ziegenkäse

Zutaten für 4 Portionen:
1 Knoblauchzehe, sehr fein gehackt
4 Ziegenkäsetaler
Currypulver
1 Prise Muskatnuss
1 Bund glatte Petersilie, fein gehackt
Salz und Pfeffer
200 ml Milch
100 ml Sahne
400 g Kartoffeln, mit dem Spiralschneider zu Bändern gedreht
400 g Zucchini, mit dem Spiralschneider zu Bändern gedreht

Zubereitung:
Schichten Sie die Gemüsebänder in einer gefetteten Auflaufform und bestreuen Sie diese mit Petersilie und Knoblauch. Vermischen Sie nun die Sahne mit der Milch und rühren Sie die Gewürze unter und lassen die Mischung kurz aufkochen.

Anschließend geben Sie die Sahnemischung über die Gemüsebänder und verteilen darüber gleichmäßig die zerpflückten Ziegenkäsetaler. Geben Sie den Gratin für ca. 40 Minuten bei 180 Grad Umluft in den Ofen.

Notizen:

Note:

☆☆☆☆☆

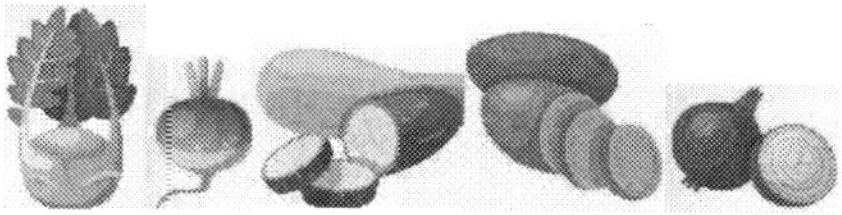

Deftiger Kassler im Kartoffelnest

Zutaten für 2 Portionen:
Salz und Pfeffer aus der Mühle
Majoran
Muskat
300 g Kassler, in Scheiben
50 g Bacon, fein gewürfelt
4 Kartoffeln, mit dem Spiralschneider zu dünnen Spaghetti gedreht

Zubereitung:
Braten Sie die Kartoffelspaghetti mit den Baconwürfeln in einer gebutterten Pfanne kross an und mischen Sie nach Belieben die Gewürze unter.

Die Kasslerscheiben erhitzen Sie derweil in einem Wasserbad. Richten Sie diese auf den zu Nestern geformten Spaghetti an.

Notizen:

Note:

☆☆☆☆☆

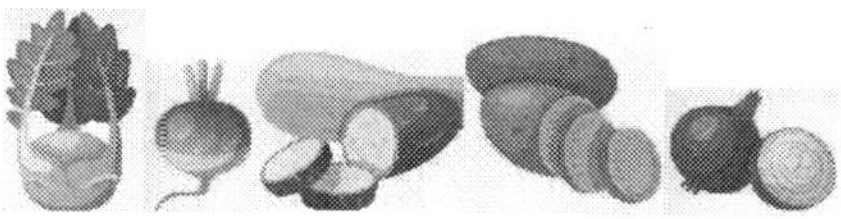

Kartoffelstroh mit Rumpsteakstreifen an Portweinjus

Zutaten für 4 Portionen:
Portwein
2 Knoblauchzehen, sehr fein gehackt
400 g Rumpsteak, in dünne Streifen geschnitten
Olivenöl
Salz und schwarzer Pfeffer aus der Mühle
4 Kartoffeln, mit dem Spiralschneider zu dicken Spiralen gedreht
1 TL Rosmarin

Zubereitung:
Frittieren Sie die Kartoffelspiralen in einer Pfanne mit ausreichend Öl oder idealerweise in einer Fritteuse. Die Steakstreifen braten Sie in einer Pfanne scharf an und würzen es mit Knoblauch und Rosmarin sowie Pfeffer und Salz.

Löschen Sie alles mit dem Portwein ab und lassen Sie die Jus etwas ein reduzieren bis der Alkohol verdampft ist. Das frittierte Kartoffelstroh richten Sie nun auf Tellern an und geben die Steakstreifen mit der Jus dazu.

Notizen:

Note:

☆☆☆☆☆

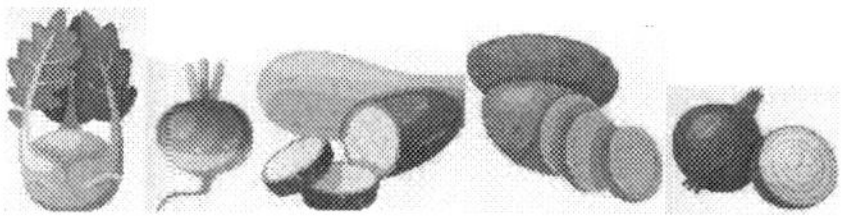

Kokos-Erbsensuppe mit Hokkaidospaghetti

Zutaten für 2 Portionen:
Pfeffer und Salz
Olivenöl
150 ml Kokosmilch
Balsamicoessig
200 g Hokkaidokürbis, mit dem Spiralschneider zu Spaghetti gedreht
0,8 l Gemüsebrühe
1 Frühlingszwiebel, in feine Ringe geschnitten
200 g TK-Erbsen
50 g Sonnenblumenkerne

Zubereitung:
Dünsten Sie zunächst die Erbsen in einem Topf mit etwas Olivenöl an und löschen Sie diese mit der Gemüsebrühe ab. Geben Sie die Kokosmilch hinzu und würzen Sie mit Pfeffer und Salz. Anschließend mixen Sie alles mithilfe eines Pürierstabes zu einer cremigen Suppe.

Geben Sie zum Schluss die Hokkaidospaghetti mit den Sonnenblumenkernen und den Frühlingszwiebeln auf die angerichtete Suppe und beträufeln Sie diese mit ein wenig Balsamicoessig.

Notizen:

Note:

☆☆☆☆☆

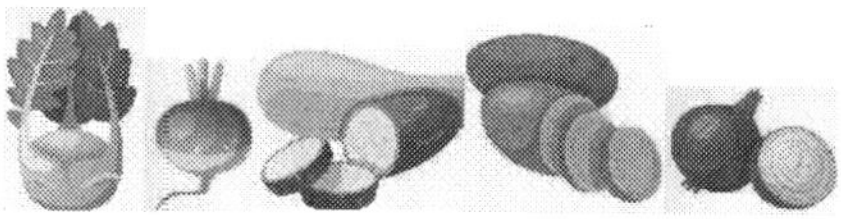

Zucchini-Kürbislasagne mit Seelachsfilet

Zutaten 4 Portion:
400 g Seelachsfilet, klein gewürfelt
1 große Dose passierte Tomaten
1 große Zucchini, mit dem Spiralschneider zu breiten Bändern gedreht
200 ml Gemüsebrühe
2 Frühlingszwiebeln, in Ringe geschnitten
1 Butternutkürbis, in Würfel geschnitten
200 g Lasagneblätter
200 g Parmesankäse, gerieben
40 g Mehl, 350 ml Milch, 40 g Butter
Salz und Pfeffer, Muskat
Oregano, Thymian, Chilipulver

Zubereitung:
Braten Sie zunächst die Kürbiswürfel mit den Frühlingszwiebeln in einer Pfanne mit heißem Öl an und löschen Sie diese mit den passierten Tomaten ab. Schmecken Sie die Soße mit den Gewürzen nach Belieben ab, geben Sie die Fischwürfel hinzu und lassen Sie alles für gute 20 Minuten vor sich hin köcheln.

Nehmen Sie einen Topf zur Hand und lassen Sie etwas Butter darin an schmelzen, streuen Sie das Mehl und den Parmesan hinein und geben Sie sofort unter ständigem Rühren die Milch dazu, so dass die Masse langsam eindicken kann. Bestreichen Sie den Boden einer gefetteten Auflaufform mit dieser Masse und geben Sie Lasagneblätter darüber. Schichten Sie im Wechsel die helle Soße mit Parmesan, Zucchinibändern, Lasagneblättern und der Tomaten-Fischsoße. Schließen Sie mit einer Schicht Soße und geriebenem Käse ab. Backen Sie die Lasagne für ca. 35 Minuten bei 180 Grad Umluft. Vor dem Servieren etwa 5 Minuten auskühlen lassen.

Notizen:

Note:

☆☆☆☆☆

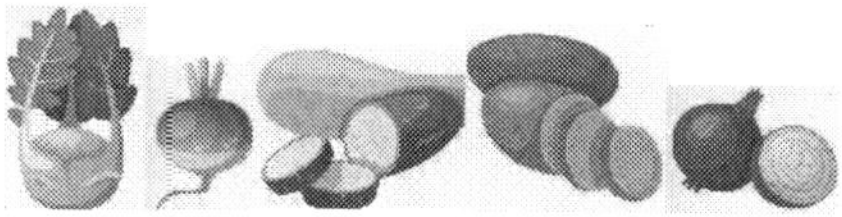

Bunte Gemüse-Spaghetti mit Kokos-Erdnusscreme

Zutaten für 4 Personen:
Salz und Pfeffer aus der Mühle
2 TL Curry Pulver
2 TL Paprika Pulver
1 TL Chili
200ml Kokosmilch
2 große Kohlrabi, mit dem Spiralschneider zu dünnen Spaghetti gedreht
4 große Möhren, mit dem Spiralschneider zu dünnen Spaghetti gedreht
5 EL Erdnussbutter
2 rote Zwiebeln, fein gewürfelt
2 EL Kokosöl

Zubereitung:
Dünsten Sie zunächst die Zwiebelwürfel mit dem Kokosöl in einer heißen Pfanne an. Geben Sie anschließend die Erdnussbutter mit der Kokosmilch und den Gewürzen hinzu.

Lassen Sie alles für gute 10 Minuten köcheln bevor Sie zuletzt für weitere 3 Minuten die Gemüsespaghetti mit in der Soße ziehen lassen. Zu guter Letzt alles nochmals abschmecken und auf Tellern anrichten.

Notizen:

____

____

____

____

____

____

Note:

☆☆☆☆☆

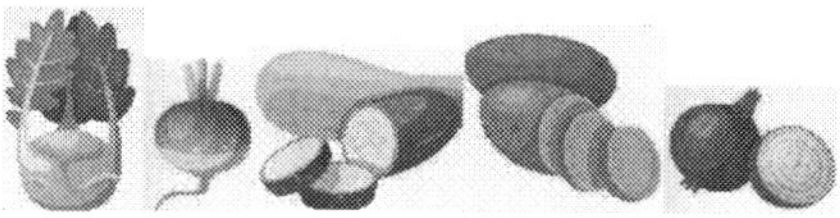

Bunter Bandnudel-Salat

Zutaten:
1 Möhre, mit dem Spiralschneider zu dünnen Bändern gedreht
¼ Salatgurke, mit dem Spiralschneider zu dünnen Bändern gedreht
1 Zucchini, mit dem Spiralschneider zu dünnen Bändern gedreht
Etwas frische Petersilie, gehackt
½ Dose Mais
2 EL Olivenöl
Ein Spritzer Apfelessig
1 TL Joghurt
1 TL Johannisbeergelee
Pfeffer und Salz
Knoblauchpulver

Zubereitung:
Geben Sie die Gemüsenudeln in eine große Salatschüssel und mischen Sie den Mais unter.

Anschließend rühren Sie ein Dressing aus den restlichen Zutaten an und geben es mit in die Schüssel. Mischen Sie alles gut durch und streuen Sie vor dem Anrichten noch etwas frische Petersilie

Notizen:

Note:

☆☆☆☆☆

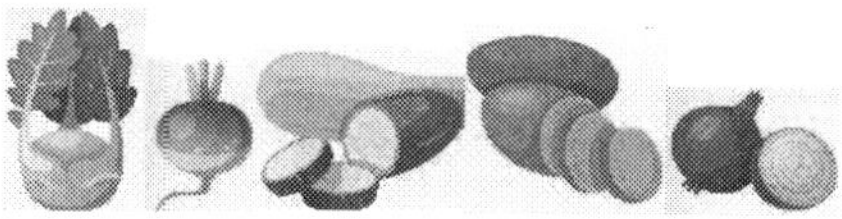

Süßkartoffel-Tagliatelle a la Bolognese

Zutaten für 4 Personen:
Salz und Pfeffer
1 TL Oregano
1 TL Thymian
2 mittelgroße Möhren, in kleine Würfel geschnitten
2 TL Paprika Pulver
4 große Süßkartoffeln, mit dem Spiralschneider zu Bändern gedreht
400ml passierte Tomaten
4 EL Olivenöl
400g Hackfleisch, halb und halb
2 Zwiebel, fein gewürfelt
2 Knoblauchzehen, sehr fein gehackt
1 Bund Basilikum, fein geschnitten

Zubereitung:
Braten Sie zunächst das Hackfleisch in einer heißen Pfanne mit Olivenöl scharf an. Geben Sie Zwiebeln, Knoblauch, Möhren und die Gewürze hinzu und löschen Sie mit den passierten Tomaten ab.

Nach 10 Minuten geben Sie die Süßkartoffelbänder in die Pfanne und vermischen alles gut miteinander. Lassen Sie die Süßkartoffeln 5 Minuten durchziehen bevor Sie die Bolognese auf Tellern anrichten und mit dem Basilikum bestreuen.

Notizen:

____

____

____

____

____

____

Note:

☆☆☆☆☆

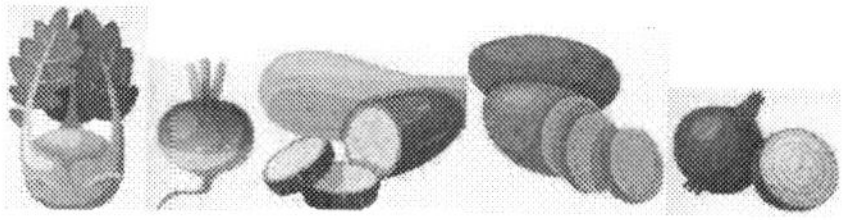

Asiatischer Glasnudelsalat mit Gurkenspaghetti und Minze

Zutaten für 4 Portionen:
2 Salatgurken, mit dem Spiralschneider zu Spaghetti gedreht
4 EL Sojasauce
200g Glasnudeln
1 TL Honig
Saft von 2 Limetten
2 EL Olivenöl
1 TL Chili
1 Bund frische Minze, fein geschnitten
2 EL gerösteter Sesam
Salz und Pfeffer

Zubereitung:
Als erstes bereiten Sie die Glasnudeln nach Packungsanweisung zu und lassen diese etwas auskühlen. Anschließend vermengen Sie diese mit den Gurken-Spaghetti.

Mischen Sie nun ein Dressing aus den übrigen Zutaten an, welches Sie über den Nudeln verteilen und gut vermengen. Vor dem Anrichten verteilen Sie den Sesam und die Minze über dem Salat.

Notizen:

Note:

☆☆☆☆☆

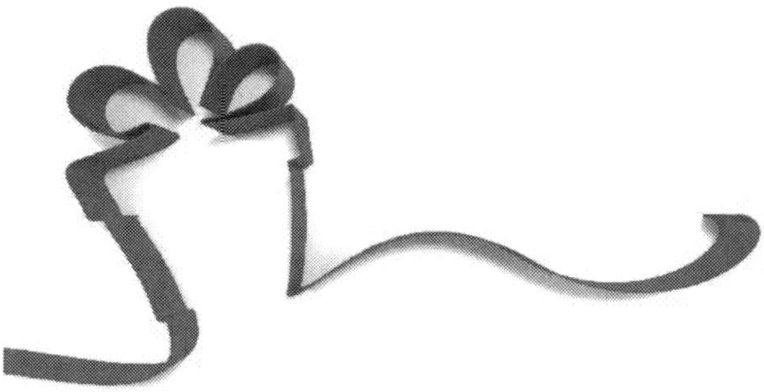

BONUS

Ich habe mich gefragt, wie kann ich Ihnen helfen noch besser, leckerer und gesünder zu kochen? Wie kann ich behilflich sein ihre Ziele erfolgreich umzusetzen?

Die Antwort ist so simpel wie genial und sie lautet:
Werden Sie zum Kochprofi!
Ich schenke Ihnen mein Ebook
„101 Tipps Kochen wie ein Profi“.

Geniale Tricks von Profis für Sie!

Worauf können Sie sich freuen?
- Richtig Grillen
- Der perfekte Braten
- Die passende Sauce
- Umgang mit Obst und Gemüse
- Richtig Kochen mit Reis, Nudeln, Kartoffeln…
- Geheime Tipps (die Sie bestimmt noch nie gehört haben)
- Backen wie die Oma
- Essen verbrannt, was nun?

Alles was Sie tun müssen, mir eine Email schreiben mit dem Betreff:
Ja, ich will das Gratis Ebook!

Email- Adresse lautet:
Ebook-Gratis@gmx.de

Ihre Email-Adresse wird weder gespeichert, noch in irgendeiner anderen Form weitergegeben. Sie erhalten keine weiteren Emails. Dies ist ein kostenloses Geschenk für meine Leser und beinhaltet lediglich ein Ebook als PDF Version.

Quellenangabe:

- eigene Versuche und Experimente von Familie und Freunden

Internetquellen:

- https://vdocuments.mx/999-fischrezepte.html
- https://docplayer.org/81679210-Gefluegel-glutenfrei-es-sind-gesammelte-rezepte-teils-noch-nicht-probiert.html
- https://www.kcrr.ch/media/8f3a0bd8c1d569e5ffff871fa426365.docx
- https://www.chefkoch.de/forum/2,5,107655/Suche-Rezepte-aus-allen-asiatischen-Laendern.html
- http://idtadge.de/IDT-3/Rezepte/Fleisch/Gefl%C3%BCgel/Huhn/Huhn.htm
- https://epdf.tips/wildgerichte-207-rezepte.html
- http://www.heiner-koenig.de/kochbuch/GEFLUEGEL.DOC
- https://docplayer.org/69711925-Kochbuch-glutenfrei-vegetarisch.html
- https://leckerlife.wordpress.com/tag/zucchini/

Fotoquellen:

- Depositphotos.com

Kontakt: Lucy Pick
c/o Autoren.Services
Zerrespfad 9
53332 Bornheim
Covergestaltung: Lucy Pick
Coverfoto: Depositphotos.com
Fotos im Buch: Depositphotos.com
Taschenbuch wird gedruckt bei: Amazon Media EU S.á r.l., 5 Rue Plaetis, L- 2338, Luxembourg

38790177R00174

Printed in Poland
by Amazon Fulfillment
Poland Sp. z o.o., Wrocław